SCORPIO

Anna E. Röcker

Immunsystem und Psyche – ein starkes Paar

Die Kraft, die uns am Leben hält, verstehen und stärken

SCORPIO

Dieses Buch enthält Links zu externen Webseiten Dritter, auf deren Inhalte der Scorpio Verlag keinen Einfluss hat. Deshalb können wir für diese fremden Inhalte auch keine Haftung übernehmen. Für die Inhalte der verlinkten Seiten ist stets der jeweilige Anbieter oder Betreiber der Seiten verantwortlich. Die verlinkten Seiten wurden zum Zeitpunkt der Verlinkung auf mögliche Rechtsverstöße überprüft, rechtswidrige Inhalte waren nicht erkennbar. Bei Bekanntwerden von Rechtsverletzungen werden wir derartige Links umgehend entfernen.

Wichtiger Hinweis:
Die Informationen und Ratschläge in diesem Buch wurden mit größter Sorgfalt von Autorin und Verlag erarbeitet und geprüft. Alle Leserinnen und Leser sind jedoch aufgefordert, selbst zu entscheiden, ob und inwieweit sie die Anregungen in diesem Buch umsetzen wollen. Eine Haftung der Autorin bzw. des Verlags für Personen-, Sach- oder Vermögensschäden ist ausgeschlossen.

Download: Die speziell gekennzeichneten Übungen können Sie unter dem Buchtitel auf unserer Webseite www.scorpio-verlag.de herunterladen.

MIX
Papier aus verantwortungsvollen Quellen
FSC® C014889

Umschlaggestaltung und Umschlagmotiv: Favoritbuero, München
Titelmotiv: shutterstock © VectorFrenzy und Pavlenko Volodymyr
Layout & Satz: Danai Afrati
Druck und Bindung: Pustet, Regensburg
ISBN 978-3-95803-361-0

www.scorpio-verlag.de

Inhalt

Ein Wort vorab 9

1. Kapitel: Wie Psyche, Gehirn und Immunsystem zusammenwirken 13

Das Immunsystem 13

Das angeborene Immunsystem 13

Das erworbene Immunsystem 14

Das Immunsystem in seiner Gesamtheit 15

Der Mensch als Ganzes – das biopsychosoziale Paradigma 16

Den Blick »top down« statt »bottom up« richten 16

Der immunologische »6. Sinn« 17

Der Blick auf den »Wirt« 19

Was unser Immunsystem schwächt und was es stärkt 20

Umgang mit Stress 20

Schlaf dich gesund 23

Bewegung – positive Aktivierung für den Körper 24

Ernährung und Verdauung als wichtige Faktoren für das Immunsystem 25

Struktur und Sicherheit durch Rituale 26

Der Weisheit des Körpers vertrauen 28

Worte, Gedanken und Gefühle als Starkmacher 29

Narrative Medizin und die subjektive Bedeutung von Symbolen 31

Selbstheilungskräfte aus biopsychosozialer Sicht 33
Krisen als Chance 34
Auf den Punkt gebracht 35

2. Kapitel: Selbstheilungskräfte und Spiritualität 36
Heilung im Spiegel der Geschichte 36
Die Bedeutung des harmonischen Flusses der Lebensenergie 37
Altes Wissen weiterpflegen 39
Schamanen – die ältesten Heiler 39
Die Hüter der heilenden Rituale 41
Selbstheilungskräfte und der Zugang zum Unbewussten 41
Auf den Punkt gebracht 46

3. Kapitel: Selbstheilungskräfte und Stress 47
Unsere Selbstheilungskräfte sind immer für uns da 48
Gegenspieler Stress 49
Wie sich der Stress im Körper zeigt 50
Innenschau, um Stressfaktoren wahrzunehmen 53
Auf den Punkt gebracht 55

4. Kapitel: Der holistische Mensch 56
Der Körper als Ort der Wahrheit 57
Gesunder Schlaf und Träume 58
Die Heilkraft des Atems 63
Die Macht der Gefühle 64
Die Wirkung von belastenden Gefühlen 65
Belastende Gefühle wandeln 76
Gefühle, die stark machen 84
Wie sieht es in Ihrem Leben mit den positiven Gefühlen aus? 95

Warum Denken hilft, unser Immunsystem zu stärken...95
Vom Gehirnbesitzer zum Gehirnbenutzer *97*
Gehirnwellen und wie sie uns beeinflussen *99*
Das ganze Potenzial ausschöpfen *101*
Intuition – das Zauberwort 106
Intuition ist keine Einbildung *106*
Der eigenen Intuition vertrauen *108*
Auf den Punkt gebracht 110

5. Kapitel: Wie Sie gesund bleiben – und wieder gesund werden 112
Entspannung für Körper und Geist 113
Den Körper wahrnehmen und entspannen *114*
Ruhe im Kopf *117*
Die Heilkraft der Symbole 121
Die Fähigkeit, symbolhaft zu denken *123*
Die Selbstheilungskräfte aktivieren *123*
Die Heilkraft der inneren Bilder 126
Der innere Entspannungsplatz – Ruhepol und Ausgangspunkt Ihrer Reisen *127*
»Ankerbilder« entwickeln *130*
Eine Reise durch den Körper *132*
Innerer Hausputz *137*
Die Heilkraft der Affirmationen 141
Die Heilkraft der Hände 143
Die Heilkraft der Musik 147
Musik wirkt auf Gehirn und Nervensystem *149*
Mit Musik zu den heilenden Bildern der Seele *151*
Die Heilkraft des Geistes 153
Kann Glaube heilen? *153*
Achtsamkeit macht das Leben reicher *160*
Meditation – eine Verabredung mit sich selbst *162*
Die Heilkraft der Kreativität 166

Die Heilkraft von Licht und Farben **169**
Die Heilkraft des Humors **173**
Die Heilkraft der Natur **176**
Shinrin Yoku – ein erfrischendes Bad im Wald *180*
Die Heilkraft der Tiere *182*
Magische Wesen als Begleiter *184*
Die Heilkraft der Bachblüten **186**
Die Energie der Bachblüten *187*
Was tun, wenn man bereits erkrankt ist? *190*
Auf den Punkt gebracht **195**

6. Kapitel: Notfallplan in der Krise 196
Was sich bei Krankheit bewährt **197**
Besondere Herausforderungen meistern: Operation oder Chemotherapie *198*
Auf den Punkt gebracht **201**

7. Kapitel: Wie wir einander helfen können 202
Unsere Fähigkeit zu Austausch von Gefühlen und Vorstellungen **202**
Heilende Energie senden *203*
Heile, heile Segen... Heilenergie für Kinder **205**
Die kreativen Fähigkeiten des Kindes unterstützen *206*
Auf den Punkt gebracht **211**

Nachwort 212
Beschwerden von A bis Z – und was dagegen hilft **215**
Literaturverzeichnis **231**
Zur Autorin **232**

Ein Wort vorab

Bleiben Sie gesund! Diesen Satz habe ich im Jahr 2020 so oft gehört wie nie zuvor. Die Bedrohung durch eine weltweite Pandemie hat uns auf drastische Weise deutlich gemacht, wie wichtig unsere Gesundheit ist. Leider wird viel zu selten – auch in dieser aktuellen Krisensituation – daran appelliert, das Immunsystem und damit die Selbstheilungskräfte zu stärken und so das Augenmerk nicht nur auf Viren und Bakterien zu richten.

Die Kraft, die uns gesund und am Leben hält, entsteht zunächst aus einem komplexen Zusammenspiel körperlicher, psychischer und mentaler Aktivitäten in Verbindung mit der Lebensenergie, deren Ursprung wir als kosmisch oder göttlich bezeichnen können und die letztlich auch heute noch geheimnisvoll bleibt. Der Mensch ist allerdings kein Einzelwesen, und das bedeutet, dass auch unser Umgang miteinander, unsere Stellung in der Gesellschaft Einfluss auf unsere Gesundheit und unsere Selbstheilungskräfte haben. Erst wenn man den Blick auf diese vielfältigen Verbindungen und Einflüsse richtet, wird einem die immense Bedeutung des Immunsystems deutlich. Als Teamplayer – wie Prof. Dr. Dr. Schubert im 1. Kapitel schreibt – muss es zum einen im Inneren und im Außen gemeinschaftsfähig sein. Um den Körper zu schützen, muss es zum anderen jedoch klare Grenzen definieren und dort mit aller Entschiedenheit drohende Gefahren für unsere Gesundheit und unser Leben abwehren. In jedem Augenblick ist unser Immunsystem damit beschäftigt, uns gesund zu erhalten oder wieder gesund werden zu lassen. Dabei bekämpft es u.a. Krankheitserreger jeglicher Art, sorgt für die Wundheilung und entfernt körpereigene entartete Zellen und Tumorzellen.

Heute wissen wir, was wir selbst tun können, um unser Immunsystem bei dieser Aufgabe zu unterstützen: gesunde Lebensweise auf allen Ebenen, gesunde Ernährung und Bewegung, ein guter Umgang mit Gedanken und Gefühlen gehören zu den wichtigsten Voraussetzungen.

Für das Leben in der Gemeinschaft brauchen wir ein stabiles Ich, um uns im richtigen Maß abgrenzen zu können, und gleichzeitig die Bereitschaft, uns gegenseitig zu unterstützen und wertzuschätzen. Aus meiner therapeutischen Erfahrung, gerade mit kranken Menschen, ist es mir wichtig, auch auf den spirituellen Aspekt der Selbstheilungskräfte hinzuweisen, da es hier einen direkten Bezug zu unserer psychischen Verfassung gibt. Die Verbindung zu einer transpersonalen spirituellen Kraft in Hinblick auf unser Immunsystem und unsere Selbstheilungskräfte ist, je mehr eine rein naturwissenschaftlich orientierte Medizin in den Vordergrund rückte, weitgehend verloren gegangen. Dabei bedeutet Spiritualität für mich in erster Linie Verbundenheit mit allem, was lebt, und mit der Kraft, die das Leben ermöglicht. Meditation und Gebet haben in diesem Zusammenhang wieder an Aktualität gewonnen. In meiner Arbeit konnte ich immer wieder erleben, dass dieses Gefühl der Verbundenheit und des Geführt- und Gehaltenseins Menschen enorme Kräfte verleiht im Kampf gegen körperliche oder psychische Erkrankungen.

In diesem Buch geht es vor allem darum, welche Rolle die Psyche im Zusammenspiel der Kräfte spielt und welche Möglichkeiten wir haben, das Immunsystem auf dieser Ebene zu unterstützen. Dabei ist es wichtig, den Blick auf das Ganze und nicht nur auf das Symptom zu richten. Das bedeutet, dass man als ganzer Mensch »gesund« sein kann, auch wenn der Magen verstimmt ist oder wenn man an einer Krankheit leidet. Eine besondere Bedeutung kommt dabei der Achtsamkeit zu. Nur wenn wir achtsam sind, können wir die Signale des Körpers wahrnehmen, die dieser uns sendet, in der Regel bevor sich eine Krankheit entwickelt.

Dieses Buch enthält zahlreiche praktische Übungen zur Stärkung des Immunsystems und der Selbstheilungskräfte, die aus meiner jahrzehntelangen Praxis entstanden sind. Das breite Spektrum reicht von der Achtsamkeit auf den Atem über Affirmationen bis hin zur Fantasiereise zu Ihrem inneren Heilungstempel. Ein paar Übungen finden Sie zum Sofort-Loslegen und Ausprobieren in jedem Kapitel, die meisten jedoch im fünften. In diesem Praxiskapitel stelle ich Ihnen unterschiedlichste Heilmethoden vor, und Sie suchen sich einfach aus, was Ihnen zusagt. Ich gehe davon aus, dass Sie mit diesem Rüstzeug nicht nur präventiv Ihr Immunsystem stärken, sondern auch jede Therapie und damit den Heilungsprozess positiv beeinflussen können.

Besonders dankbar bin ich Prof. Dr. Dr. Christian Schubert, dass er für dieses Buch sein Wissen im nachfolgenden Kapitel zur Verfügung gestellt hat und damit meine Erfahrungen, die ich durch meine langjährige Praxisarbeit gesammelt habe, wissenschaftlich untermauert werden. Der renommierte Wissenschaftler, Arzt, Psychologe und Psychotherapeut hat an der Universitätsklinik für Medizinische Psychologie in Innsbruck das Labor für Psychoneuroimmunologie aufgebaut und ist u.a. seit 2005 Leiter der Arbeitsgruppe für Psychoneuroimmunologie des Deutschen Kollegiums für Psychosomatische Medizin (DKPM). Natürlich kann es sich bei seinen Ausführungen zur Funktionsweise des Immunsystems nur um einen ganz minimalen Ausschnitt handeln, der aber dennoch für das Verständnis der »Kraft, die uns am Leben hält«, von großer Bedeutung ist.

Prof. Christian Schubert steht für eine neue ganzheitliche Medizin, für ein biopsychosoziales Modell. Dabei werden Körper, Geist und Seele sowohl bei der Entstehung von Krankheiten als auch bei der Therapie und den verschiedenen Behandlungsmöglichkeiten berücksichtigt, genauso wie die sozialen Bezüge des Menschen.

Neben seinem immensen Fachwissen, das er auf beeindruckende Weise vermittelt, wirkt er so gar nicht wie ein »Gott in Weiß«, sondern so, wie er es sich für seine Arztkolleg*innen im Umgang mit Patienten und Patientinnen wünscht: als ein gleichberechtigtes Teammitglied. Das Fachwissen, was die biologischen Zusammenhänge, Ursachen etc. betrifft, sollten Ärzte und Ärztinnen natürlich zur Verfügung stellen. Dabei sollten sie aber vor allem den ganzen Menschen sehen und ihm als Berater*in zur Seite stehen.

Ich bin sicher, dass der ganzheitlichen Betrachtung, dem biopsychosozialen Modell, für das Prof. Schubert als renommierter Wissenschaftler steht, die Zukunft gehört.

Auf der Basis dieses Wissens möchte ich Sie einladen, mithilfe der Übungen in diesem Buch mehr von Ihren Ressourcen zu nützen, um Ihr Immunsystem zu unterstützen. Ich weiß, dass es nicht ganz leicht ist, Geduld für die vorgeschlagenen Übungen aufzubringen, vor allem wenn nicht sofort Erfolge sichtbar sind. Doch Sie stärken damit die Verbindung zu Ihrem inneren Selbst, die Verbindung zu Ihrer Intuition und entwickeln immer mehr die Bereitschaft, für sich und Ihre Gesundheit Verantwortung zu übernehmen und sich aktiv dafür einzusetzen. Ein indisches Sprichwort sagt, dass es reichlich spät ist, einen Brunnen zu bohren, wenn man Durst hat. In diesem Sinne wäre es wichtig, dem Immunsystem regelmäßig ein wenig Zeit und Energie zu widmen, bevor man körperlich und seelisch aus dem Gleichgewicht gerät.

Eine Besonderheit stellt die Möglichkeit dar, die Anleitung für einige Übungen in diesem Buch auch hören zu können, beachten Sie dazu bitte den Hinweis im Impressum.

1. Kapitel:
Wie Psyche, Gehirn und Immunsystem zusammenwirken

von Prof. Dr. Dr. Christian Schubert

Unser Immunsystem ist ein Teamplayer: Psyche, Gehirn und Immunabwehr arbeiten eng zusammen, sie sprechen eine gemeinsame biochemische Sprache und verfolgen ein übergeordnetes Ziel: uns vor Gefahren zu schützen und gesund zu halten. Sowohl bei der Aufrechterhaltung von Gesundheit als auch bei der Entstehung von Krankheiten wirken Körper und Geist eng zusammen. Es handelt sich um ein ganzheitliches Geschehen.

Das Immunsystem

Jeder äußere Reiz, jeder eingedrungene Erreger, jede kleine Verletzung aktiviert unser Immunsystem, das eigentlich aus zwei Teilen besteht, einem angeborenen und einem erworbenen Teil. Das Immunsystem entwickelt sich bereits im Mutterleib und schützt den Säugling vor der Vielzahl von Mikroorganismen, die es in der Welt erwartet.

Das angeborene Immunsystem

Der angeborene Teil des Immunsystems ist mit einer schnellen und unspezifischen Reaktion unsere erste Abwehrbastion. Das angeborene Immunsystem kann nur zwischen Selbst und Nicht-Selbst unterscheiden. Wird etwas als fremd erkannt, wird es von diesem entwicklungsgeschichtlich älteren Teil der Immunabwehr innerhalb von Minuten oder Stunden zerstört. Als »Fühler« nach außen hat es spezielle, sogenannte dendritische Zellen unter der Hautoberfläche, die als antigenpräsentierende Zellen fungieren. Weiterhin stehen für diese erste Abwehrfront Monozyten, Makrophagen (Fresszellen), Granulozyten und natürliche Killerzellen zur Verfügung. Mithilfe dieser Immunzellen können Fremdantigene erkannt und beseitigt werden. Außerdem können körpereigene Zellen aufgespürt werden, die aufgrund von Mutationen als fremd bzw. als nicht mehr gesund gelten und ausgemerzt werden müssen. Solch entartete Zellen, die ständig in unserem Organismus gebildet werden, haben das Potenzial, sich bei Anhäufung längerfristig zu Krebs weiterzuentwickeln. Wenn unser Immunsystem kräftig und das Sensorium gut ausgebildet ist, werden diese mutierten Zellen frühzeitig aufgespürt und regelmäßig vernichtet.

Das erworbene Immunsystem

Die Zellen des erworbenen Immunsystems werden aktiv, wenn die potenziell schädlichen Fremdeinflüsse zu stark sind oder ihre Zahl zu groß ist oder aber wenn ein Immungedächtnis gebildet werden soll, um bei erneutem Erregerkontakt spezifisch, schnell und effizient reagieren zu können. Die T-Zellen und B-Zellen des erworbenen Immunsystems ergänzen sich bei der Abwehr feindlicher Mikroorganismen. Alle Immunzellen (weiße Blutkörperchen) entstehen im Knochenmark. Die weitere Differenzierung findet bei B-Zellen direkt im Knochenmark (B für »bone marrow«), bei T-Zellen im Thymus (T für »thymus«) statt.

Die *T-Zellen* attackieren Körperzellen, die mit Viren oder Mykobakterien (z.B. Tuberkelbazillen) infiziert sind. Bei Viren handelt es sich um intrazelluläre Erreger, die erst durch das Einschleusen ihrer eigenen Nukleinsäure in den Zellkern aktiv werden. Das Virus kann man sich sozusagen als toten Bauplan vorstellen, der zum Leben erwacht, wenn er in das menschliche Genmaterial gelangt und sich dort vermehrt.

Sind Bakterien in den Körper eingedrungen, ruft die erworbene Abwehr *B-Zellen* auf den Plan. Sie bilden kleine Eiweißteilchen, sogenannte Antikörper, die sich an der Oberfläche der Bakterien anhaften. Damit wird das Bakterium als Fremdkörper sichtbar und kann vom Immunsystem zerstört werden.

Das Immunsystem in seiner Gesamtheit

Eine gute Immunabwehr definiert sich sowohl hinsichtlich der Quantität als auch der Qualität der Zellen und auch dadurch, wie schnell die Immunabwehr hochgefahren und danach wieder rückreguliert werden kann.

Unser Immunsystem in seiner Gesamtheit besteht hauptsächlich aus Organen, Zellen, biochemischen Botenstoffen, humoralen Mechanismen sowie Eiweißen, die von Immunzellen freigesetzt werden (Zytokine).

Die Immunorgane sind Bildungs- und Differenzierungs- sowie Speicher- und Aktivitätsorte für das Immunsystem. Wir unterscheiden dabei primäre lymphatische Organe, wie Knochenmark und Thymus, und sekundäre lymphatische Organe, wie Milz, Lymphknoten und lymphatische Gewebe in Schleimhäuten (z.B. Mandeln im Rachenraum, Peyer-Plaques im Darm). In den sekundären lymphatischen Organen entwickeln sich »naive« B-Lymphozyten zu Antikörper bildenden Plasmazellen und »naive« T-Lymphozyten zu T-Helferzellen, regulatorischen T-Zellen oder zytotoxischen T-Zellen.

Auf die komplexen Immunvorgänge, z.B. bei chronischen Entzündungsprozessen oder allergischen Reaktionen, kann in diesem Rahmen nicht näher eingegangen werden. Detaillierte Informationen hierzu finden sich in Schubert (2015).

An dieser Stelle soll auf eine der wichtigsten Erkenntnisse der Psychoneuroimmunologie hingewiesen werden: Unser Immunsystem macht in seiner Abwehrreaktion keinen Unterschied zwischen einer Gefahr von außen – wie einem Virus oder einem

Bakterium – oder einem »Feind« von innen, wie einer entarteten eigenen Zelle, oder einem psychischen Belastungsfaktor. Unser Immunsystem setzt sich ebenso gegen eine körperliche wie eine seelische Verletzung zur Wehr. Der Mensch reagiert ganzheitlich – mit Leib und Seele.

Der Mensch als Ganzes – das biopsychosoziale Paradigma

Die Biomedizin konzentrierte sich bisher weitgehend auf den Körper und dessen biologische Vorgänge. Mit diesem Ansatz ist die Medizin dort, wo akut gehandelt werden muss (z.B. Notfallmedizin), sehr erfolgreich. Dort, wo es um chronische Erkrankungen wie Rheuma, Allergien oder Krebs geht, kommt die Schulmedizin aber oft an ihre Grenzen. Symptome können hier zwar häufig gelindert, aber das Problem nicht ursächlich behandelt werden. Das liegt daran, dass bei chronischen Erkrankungen psychosoziale Faktoren eine maßgebliche Rolle spielen, was einen ganzheitlichen Blick auf den Menschen verlangt. Die Erkenntnis, dass körperliche und psychische Prozesse engmaschig verwoben sind, sollte sich in der Medizin sowohl in der Diagnostik als auch in der Therapie widerspiegeln. Die Psychoneuroimmunologie (PNI), ein noch junges Forschungsgebiet der Psychosomatischen Medizin, kann hierzu Wesentliches beitragen. Ihre Forschungsfragen beziehen sich auf die Wechselwirkungen zwischen Nerven-, Hormon- und Immunsystem und dabei im Besonderen auf die Einflüsse von positiven und negativen psychosozialen Faktoren (z.B. Optimismus, Einsamkeit) auf die Immunfunktion.

Den Blick »top down« statt »bottom up« richten

Eine »neue« Medizin muss biopsychosozial ausgerichtet sein, das heißt, dass biologische, psychische und soziale Aspekte gleichermaßen berücksichtigt werden, wenn es um Gesundheit und

Krankheit geht. Das »alte« und derzeitig vorherrschende Modell der Biomedizin ist durch eine dualistische Betrachtung des Menschen charakterisiert, d.h., man geht von einer Trennung von Körper und Seele aus. Es ist außerdem von reduktionistischen Konzepten geprägt, bei denen von weniger komplexen Einheiten auf höher komplexe Einheiten geschlossen wird (»bottom-up«): Durch das Erforschen kleinster Bestandteile unserer Existenz (z.B. Neurotransmitter) versucht man dabei höher komplexe Entitäten (z.B. psychisches Befinden) zu verstehen. Das biopsychosoziale Paradigma hingegen besagt, dass Schlüsse in erster Linie von höher komplexen Einheiten (z.B. psychisches Befinden) in Richtung nieder komplexerer Einheiten (z.B. Neurotransmitter) gezogen werden sollten (»top-down«). Ein weiteres »top-down«-Beispiel wäre, dass wir von den sozialen Beziehungen eines Menschen auf die Verbindungen innerhalb des Organismus (z.B. zwischen biochemischen Stoffen) Rückschlüsse ziehen.

Jedes Krankheitsgeschehen ist aus biopsychosozialer Sicht immer ein komplexer Vorgang, der individuell betrachtet werden muss. Der Blick muss auf das große Ganze gerichtet sein, da es bekanntlich mehr ist als die Summe der Einzelteile.

Der immunologische »6. Sinn«

Wir sehen, hören, riechen, schmecken und fühlen und wir haben darüber hinaus Zugang zu Informationen, die nicht so offensichtlich auf sich aufmerksam machen, für unser Leben aber von größter Bedeutung sind: Wir können beim Immunsystem von einem »6. Sinn« sprechen, der uns nicht nur laufend darüber informiert, was außerhalb von unserem Körper vorgeht, sondern auch darüber, was in unserem Körper passiert. Voraussetzung dafür ist allerdings, dass wir über eine achtsame Selbstwahrnehmung verfügen. Gerade in unserer modernen Zeit mit den vielfältigen Einflüssen und Anforderungen ist die Selbstwahrnehmung häufig eingeschränkt.

So macht sich z.B. eine Erkältung schon bemerkbar, bevor die ersten Symptome auftauchen. Auch der Ausbruch einer schwereren Erkrankung zeigt sich oft schon lange vorher in unklaren Befindlichkeitsstörungen wie Erschöpfung, psychischer Verstimmung, sozialem Rückzug oder Schlafstörungen.

Erklärbar ist dieser »6. Sinn« durch die enge Vernetzung von Immun-, Hormon- und Nervensystem: Die verschiedenen Systeme können sich über die Freisetzung von Botenstoffen (Transmitter-Moleküle) untereinander verständigen und stehen in direkter Verbindung mit dem Gehirn.

Eine wichtige Informationsquelle dabei sind die schon erwähnten natürlichen Killerzellen. Sie patrouillieren unentwegt durch den Organismus, um körperfremde Substanzen aufzuspüren, die ausgemerzt werden müssen. Die schädlichen Substanzen werden aber nicht nur vernichtet, sondern die Informationen über damit verbundene entzündliche Aktivitäten werden über den Parasympathikus (Teil des vegetativen Nervensystems, siehe Seite 51) auch ans Gehirn weitergegeben. Dort werden die Informationen umgewandelt und verarbeitet. Auf diese Weise hält uns das Immunsystem mithilfe des Parasympathikus kontinuierlich über entzündliche Vorgänge in unserem Organismus auf dem Laufenden.

Dieses und andere Beispiele verdeutlichen uns, dass wir ständig ein implizites Wissen über das haben, was immunologisch in unserem Organismus passiert. Wenn wir diese inneren Informationen wahrnehmen und unspezifisches Unwohlsein, Erschöpfung, immer wiederkehrende Erkältungen oder Schlafstörungen ernst nehmen, können wir frühzeitig regulierend einwirken. Wir können negative Einflüsse auch mit unserem Verhalten abwehren, uns besser abgrenzen oder gezielt Ruhezeiten einbauen und Entspannungstechniken anwenden, bevor es zu einer dauernden Überlastung der Immunaktivitäten und damit zu Krankheit kommt.

Der Blick auf den »Wirt«

In der konventionellen Medizin wird in erster Linie auf den Erreger, also z.B. auf das Virus, das uns krank machen kann, geachtet. Dabei sollte unsere Aufmerksamkeit dem Wirt gehören, er ist wichtiger als der Erreger, wie schon Louis Pasteur sagte. Um ihn – um den ganzen Menschen – geht es bei einer Erkrankung, die aus der Beziehung Mensch und Mikrobe entsteht. Dabei hat ein alter Wirt bzw. Mensch eine geschwächte Immunfunktion und kann etwas schlechter gegen ein Virus vorgehen. Dasselbe gilt für einen vorerkrankten Menschen, der bereits ein verändertes, ein funktionsgestörtes Immunsystem hat. Auch ein chronisch gestresster Wirt ist in Gefahr, was jüngere und ältere Menschen gleichermaßen betrifft. Die Frage nach dem »Wirt« bedeutet dadurch auch, dass man sich die Frage stellen muss, wie es einem Menschen in seinem Leben geht und ob er in »gesunden« sozialen und gesellschaftlichen Bezügen lebt. Denn alles, was chronischen Stress verursacht, macht anfälliger für virale und bakterielle Infektionen, aber auch für allergische Reaktionen oder Wundheilungsstörungen. Die Ursachen für chronische Belastungen sind hoch individuell und vielfältig. Aus der PNI-Forschung wissen wir beispielsweise, dass anhaltende Ängste und Sorgen, schwerwiegende Konflikte in wichtigen Beziehungen, chronische Einsamkeit oder Traumatisierungen in der Kindheit das Stress- und Immunsystem aus dem Lot bringen können. Bei der Betrachtung der derzeitigen Corona-Situation muss der Stellenwert der individuellen psychoneuroimmunologischen Situation berücksichtigt und in die öffentliche Diskussion miteinbezogen werden. Eine Stärkung der individuellen psychischen Verfassung von Menschen (z.B. durch soziale Integration statt Einsamkeit) stärkt deren Immunabwehr und schützt so u.a. vor Virusinfektionen bzw. kann den Krankheitsverlauf positiv beeinflussen.

Was unser Immunsystem schwächt und was es stärkt

Umgang mit Stress

Die Weltgesundheitsorganisation (WHO) bezeichnet Stress als eine der größten Gesundheitsgefahren des 21. Jahrhunderts. Druck am Arbeitsplatz, Armut, Angst vor Krankheit, Probleme in Beziehungen, Überforderung durch Mehrfachbelastungen in Familie und Beruf, gesellschaftliche Ausgrenzung sind nur einige der Themen, die vermehrt zu stressbedingten Krankheiten führen.

Betrachten wir den Zusammenhang zwischen Immunsystem und Stress, können wir feststellen, dass unser Immunsystem auf akuten und chronischen Stress unterschiedlich reagiert.

Akuter Stress und das Immunsystem

Bei *akutem* Stress kommt es zunächst zu einem Anstieg der zellulären Immunaktivität, gewissermaßen zu einem Boost der Immunfunktion. Dies hat sich im Laufe der Evolution bewährt, um in akuten Stresssituationen vor Gefahren zu schützen. Dabei werden die lebensnotwendigen Körperaktivitäten hochgefahren, Blutdruck und Herzfrequenz steigen, man atmet schneller und flacher, die Muskeln spannen sich an, der Hautwiderstand nimmt ab. Energie in jeder Form muss freigesetzt werden, um wegzulaufen oder zu kämpfen und damit das Leben zu retten. Stress ist also immer ein Ganzkörpererlebnis – der gesamte Organismus ist bis in das Zellinnere hinein beteiligt.

In Kombination mit biologischen Abwehrvorgängen werden bei akutem Stress auch psychosoziale Abwehrmechanismen aktiviert, um uns beispielsweise in Belastungssituation handlungsfähig zu machen. Werden wir z.B. unvermittelt mit einer schwierigen Aufgabe betraut, der wir uns nicht gewachsen fühlen, kommt es nicht nur akut zu einer stressbedingten Veränderung der

Körperaktivität einschließlich einer Immunsteigerung, sondern auch zu einem Anstieg unserer mentalen Leistungsfähigkeit, um die Stresssituation besser bewältigen zu können.

Chronischer Stress und das Immunsystem

Erst wenn solche schwierigen Situationen immer wieder auftreten, wir mit ihnen langfristig nur schlecht umgehen können und sie uns chronisch überfordern, fährt das schützende Immunsystem in seiner Aktivität dauerhaft herunter, Entzündungsprozesse bleiben erhöht, die Zellalterung ist beschleunigt, und wir reagieren auch psychisch mit einer chronischen Belastungsreaktion – mit all ihren negativen Folgen für unsere biopsychosoziale Gesundheit.

Der Einfluss des subjektiven Erlebens von Stress und das Immunsystem

Stress ist eine Anpassungsreaktion, d.h. wir müssen uns mit einer fordernden Situation, mit der wir konfrontiert sind, auseinandersetzen. Entweder können wir dieses Ereignis bewältigen, oder es übersteigt unsere Coping-Möglichkeiten.

- Können wir mit der Stresssituation umgehen, sie auflösen, vielleicht sogar innerlich davon profitieren, kann sie zu positivem Stress (Eustress) werden.
- Wenn die Anforderungen unsere Bewältigungsmöglichkeiten übersteigen und wir uns überfordert fühlen, erleben wir die Situation als Belastung oder als Bedrohung. In diesem Fall kann man von negativem Stress (Disstress) sprechen.

Sogenannte integrative Einzelfallstudien, die an der Medizinischen Universität in Innsbruck nach biopsychosozialen Forschungskriterien durchgeführt werden, zeigen, dass es in der Reaktion des Stresssystems in Abhängigkeit vom subjektiven Erleben einen klaren Unterschied zwischen positiven und negativen Ereignissen gibt. Dabei geht es um Ereignisse im Alltagsleben der Testpersonen, die positiv erlebt werden, also emotional guttun, und negativen Ereignissen, die bedrücken, verärgern und Disstress auslösen. Die Forschung der Innsbrucker Arbeitsgruppe zeigt, dass die Ereignisse in Abhängigkeit von ihrer emotionalen Valenz unterschiedliche zyklische Immunreaktionen zur Folge haben:

» Negativer emotionaler Stress ist zuerst mit einem Anstieg der zellulären Immunaktivität und dann mit einem Abfall verbunden.
» Stress, der emotional positiv berührt, ist erst mit einem Abfall der zellulären Immunfunktion und dann mit einem Anstieg assoziiert.

Rechtzeitig gegensteuern

Die Studien zeigen also, dass das Stressgeschehen hochkomplex ist und vor allem individuell unterschiedlich verläuft. Die Stressreaktion hängt neben vielen weiteren Faktoren insbesondere davon ab, wie der Mensch den Stressor subjektiv erlebt, mit welchen persönlichen Themen und Konflikten der Stressor verbunden ist, ob er an bereits erlebte psychische Verletzungen oder traumatische Erfahrungen anknüpft. Das sind ausschlaggebende Aspekte, um bewerten zu können, ob ein Ereignis für eine Person auch wirklich z.B. ein negativer Stressor ist oder nicht.

Folgende Forschungsfragen sind in integrativen Einzelfallstudien von Bedeutung:

» Wie funktioniert das Stresssystem der Person?
» Welchen Rhythmen im Alltag gehorcht es?
» Welche Ereignisse stellen eine Herausforderung oder Belastung dar, welche werden kaum registriert?
» Nach wie vielen Stunden oder Tagen verändern sich die jeweiligen Immunwerte in Reaktion auf Alltagsereignisse?
» Reagieren gesunde Menschen dabei anders als kranke?

Es ist durchaus sinnvoll, uns immer wieder im Alltag bewusst zu machen, welche Ereignisse negativen Stress ausgelöst haben oder welche Erlebnisse uns positiv stimmen und motivieren. Fest steht, dass chronischer Stress zu den größten Gegenspielern unserer Selbstheilungskräfte zählt (siehe auch ab Seite 49). Maßnahmen zum Stressabbau können hier erfolgreich eingesetzt werden, wobei sich u.a. die Anwendung von Entspannungstechniken oder achtsamkeitsbasierten Meditationsformen, die Bewegung in der Natur, Chorsingen, Musizieren, soziale Aktivitäten und in schwierigeren Situationen psychotherapeutische Interventionen als immunologisch wirksam erweisen.

Schlaf dich gesund ...

So hieß es zumindest früher im Volksmund. Tatsächlich ist gerade der Schlaf ein hochinteressanter Bereich für die Psychoneuroimmunologie.

Schlaf ist ein reversibler Zustand, in dem man u.a. auf Außenreize vermindert reagiert. Eine reguläre Schlafeinheit ist in mehrere 90 bis 110 Minuten dauernde Schlafzyklen unterteilt, in denen jeweils eine charakteristische Abfolge von Schlafstadien durchlaufen wird. Immunsystem, Nervensystem und Hormonsystem (das »immuno-neuro-endokrine Netzwerk«) stehen dabei in enger, wechselseitiger Verbindung zum Tag-Nacht- bzw. Schlaf-wach-Rhythmus. Unser Immunsystem erledigt während des Tages und während der Nacht unterschiedliche Aufgaben. Dabei steht es in enger Verbindung mit der zirkadianen Cortisolausschüttung. So liegen z.B. während der Nacht relativ niedrige Cortisolwerte vor. Der Cortisolabfall in der Nacht dürfte primär dazu da sein, dass naive T-Zellen aus dem Knochenmark in die sekundären Lymphorgane (z.B. Lymphknoten) wandern können, wo in der Nacht Informationen, z. B. über eingedrungene Viren, Bakterien oder Pilze (Antigene), immunologisch registriert und ins Immungedächtnis überführt werden. Der Cortisolanstieg in den frühen Morgenstunden dient demgegenüber dazu, die in der Nacht stattfindenden adaptiven Immunmechanismen vor dem Einfluss des Tagesstresses, also der stressbedingten Cortisoleinwirkung, zu schützen und vorübergehend ins Knochenmark zu verlagern.

Der Tag-Nacht-Rhythmus und unser Wach-Schlaf-Verhalten haben enormen Einfluss auf die Regulierung des immunologischen Gleichgewichts.

Erholsamer Schlaf ist ein wahrer Gesundheitsbringer und wichtig für die Aktivierung der Selbstheilungskräfte. Was Sie aktiv dafür tun können, erfahren Sie im 4. Kapitel.

Bewegung – positive Aktivierung für den Körper

Bewegung stellt einen weiteren Faktor im Netzwerk von Immun-, Nerven- und Hormonsystem dar, der zu einer Erhöhung der Selbstheilungskräfte beitragen kann. Insbesondere Sport kann zu einer positiven Immunsteigerung führen. Das zeigen Studien aus der PNI, die beispielsweise darlegen, dass Menschen, die regelmäßig Sport treiben, seltener Infektionserkrankungen erleiden und eine verbesserte Wundheilung aufweisen. Regelmäßiger Sport fördert nachweislich die natürliche Killerzellaktivität, die unter anderem für die Überwachung und Vernichtung von Krebszellen wichtig ist. Ausschlaggebend ist, dass unsere sportliche Betätigung zu keiner körperlichen Überforderung oder übermäßigen Erschöpfung führt. Die Gefahr einer solchen Überbelastung entsteht, wenn man ständig über die eigenen Verhältnisse hinaus trainiert und die Signale des Körpers (z.B. Schmerzen) nicht wahrnimmt. In einem solchen Fall kann Sport zu negativem Stress führen, also eine Unterdrückung des Immunsystems und eine erhöhte Infektanfälligkeit begünstigen. Die Regeneration nach sportlichen Aktivitäten hat einen hohen Stellenwert. Beachtet man jedoch den Sport-Regeneration-Kreislauf und hört auf die Signale des Körpers, stärkt man durch Sport das Immunsystem nachhaltig.

Ernährung und Verdauung als wichtige Faktoren für das Immunsystem

Wenn wir von »guter« Ernährung sprechen, geht es nicht nur um die reine Nahrungsaufnahme und auch nicht allein darum, was wir essen, sondern auch, wie wir unsere Mahlzeiten gestalten. Es macht einen Unterschied, ob wir allein oder mit anderen essen, ob uns das Essen Freude macht und wir es genießen, ob wir dankbar dafür sind. Dabei halte ich ein schnell verschlungenes Essen während eines stressreichen Arbeitstages für genauso wenig nährend wie künstlich veränderte Nahrungsmittel, die kaum mehr das Lebensmittel erahnen lassen, aus dem es gemacht wurde. Grundsätzlich gilt, dass wir so ausgewogen wie möglich essen, mit der Natur und den Jahreszeiten im Einklang und mit Freude genießen sollten. Für Nahrungsergänzungsmittel gilt, dass es sich nur um »Ersatzstoffe« handelt, die keine Lebensmittel in ihrer Gesamtheit ersetzen sollten. Setzt man sich mit der Bedeutung von Ernährung für das Immunsystem auseinander, so ist es wichtig, Faktoren wie Gemeinschaft oder Genuss miteinzubeziehen. Auch im Bereich Ernährung braucht es also einen biopsychosozialen Blick auf das Thema.

Die Schlüsselfunktion des Darms

Ein gesunder Darm spielt eine wichtige immunologische Rolle. Wir wissen, dass es eine Verbindung zwischen Darm und Gehirn gibt, eine Verbindung zwischen Darmbakterien (materiell) und Psyche (immateriell). Das Immunsystem dürfte hier eine wesentliche Vermittlerrolle einnehmen.

Die Darmbakterien, die zum Menschen gehören, bilden eine Reihe von Substanzen, die im gesamten menschlichen Organismus, ja selbst im Gehirn, zu finden sind. Hierzu zählen u.a. Neurotransmitter, die einen Teil der »gemeinsamen biochemischen Sprache« zwischen Nerven-, Hormon- und Immunsystem ausmachen. Die Darmbakterien spielen eine Schlüsselrolle, indem sie bildlich gesprochen ein Tor zur Außenwelt darstellen. Bei vielen Krankheiten, z.B. Reizdarmsyndrom, entzündlichen Darmerkrankungen, Diabetes, ist die Zusammensetzung der Darmflora, des Mikrobioms, gestört und stellt einen aufrechterhaltenden Krankheitsfaktor dar. Die Ursachen für Störungen im Mikrobiom sind vielfältig, beginnend bei einseitiger oder falscher Ernährung, zu stark chemisch veränderter oder mit Spritzgiften belastete Nahrung bis zum negativen Einfluss von psychosozialem Stress.

Bei Stress kann die Grenze zwischen Darmbakterien und Darmwand durchlässig sein (»leaky gut«), wodurch Darmbakterien in das mesenterische lymphatische Gewebe gelangen können. Dadurch werden vermehrt Immunzellen mit Bakterien konfrontiert und Entzündung ist die Folge, die wiederum über den Vagusnerv und spinale afferente Neuronen ins Gehirn geleitet wird. Es kommt u.a. zu Erschöpfung, Müdigkeit und Stimmungsabfall (sickness behaviour, siehe unten). Auch Stoffwechselprodukte oder neuroaktive Substanzen von Bakterien geraten über eine durchlässige Blut-Darm-Schranke in den Blutkreislauf.

Erhöhter Stress ist zudem mit einem ungesünderen Ernährungsverhalten verbunden und fördert den Gebrauch von Suchtmitteln wie beispielsweise Nikotin oder Alkohol – Faktoren, die ebenso das Mikrobiom schädigen. Magen-Darm-Erkrankungen (z.B. Gastritis, Magenulkus, Duodenalulkus, Colitis Ulcerosa, Morbus Crohn, Reizdarmsyndrom) stehen in enger Verbindung zu einem erhöhten Stresserleben. Auch hier erweisen sich ganzheitliche Ansätze wie gezielte Entspannung, Imagination, Meditation und Psychotherapie als hilfreich.

Struktur und Sicherheit durch Rituale

Zur Festigung von sozialen Bindungen tragen Bindungsrituale bei, die wir beispielsweise aus dem Umgang mit Kindern kennen. Erst wenn die Bindung, u.a. durch wiederkehrende verlässliche Rituale, gefestigt ist, kann das Baby oder Kleinkind beginnen, die Welt zu erkunden, ohne dabei allzu großen Stress zu erleben.

Auch im Erwachsenenleben geben Rituale (z.B. regelmäßiges Spazierengehen oder Sport zu einer bestimmten Zeit) Struktur und damit eine gewisse Verlässlichkeit und Sicherheit. Rituale unterstützen uns im Hin-und-Her-Wandern zwischen den Polen, im Auf und Ab des Lebens, wie wir es auch im Körper erleben, zwischen wiederkehrender Anspannung und Entspannung. Als wichtige Koordinaten im Tagesablauf stabilisieren sie uns und geben uns oft unbewusst Halt und Orientierung. So gesehen sind Rituale »gesunde Gewohnheiten für die Seele«, sie puffern Stress ab und erhöhen die Lebensqualität. Deshalb sind sie gerade in Zeiten von belastenden Lebensereignissen oder Krankheiten besonders wichtig (konkrete Übungen siehe 5. Kapitel).

Neben Alltagsritualen haben spirituelle, höher komplexe Riten mit symbolhafter Bedeutung, etwa im kirchlichen Kontext, einen besonderen Stellenwert. Dazu zählt z.B. der regelmäßige Kirchgang, zu dem ein festgelegtes Zeremoniell, also ein bestimmter Ablauf, gehört. Gelebter religiöser Glaube und Spiritualität können (unabhängig von der Glaubensrichtung) bei der Bewältigung von schweren und chronischen Erkrankungen für den Menschen eine zentrale und gesundheitsförderliche Rolle einnehmen (siehe auch 4. und 5. Kapitel). Es handelt sich dabei um eine Zuwendung hin zu einer Wirklichkeit jenseits der materiellen Welt. In einer entsprechenden Studie[1], die mit 557 im Schnitt 71-jährigen Personen durchgeführt wurde, zeigte sich, dass jene, die einmal oder mehr als einmal pro Woche in die

1 Lutgendorf SK, Russell D, Ullrich P, Harris TB, Wallace R.: Religious participation, interleukin-6, and mortality in older adults. Health Psychol. 2004 Sep; 23(5):465-75. doi: 10.1037/0278-6133.23.5.465.

Kirche gingen, über einen Beobachtungszeitraum von mehr als sechs Jahren eine signifikant niedrigere Sterblichkeitsrate und signifikant niedrigere Entzündungsreaktionen aufwiesen. Neben anderen Erklärungsmodellen dürfte der Kirchenbesuch bzw. der religiöse Glaube dazu beigetragen haben, dass unkontrollierbare und beängstigende Situationen als kontrollierbarer erlebt wurden. Darüber hinaus gilt der Faktor des sozialen Zusammenseins in kulturell-gemeinschaftlichen Verbänden als immunologischer Gesundheitsbringer, beispielsweise indem er dem Risikofaktor Einsamkeit entgegenwirkt.

Der Weisheit des Körpers vertrauen

Wie bereits beschrieben, gibt uns unser Organismus vielfältige Signale, auf die wir hören sollten. Dauernde Erschöpfung, fehlende Lebensfreude, schlechter Schlaf – mit Signalen wie diesen zeigt unser Körper, dass wir aus der Balance geraten sind. Das geschieht meist, lange bevor sich eine Erkrankung manifestiert. Es lohnt sich also, die achtsame Selbstwahrnehmung zu schulen, um diese Signale zeitgerecht wahrzunehmen und darauf reagieren zu können.

Im Fall einer Infektion manifestiert sich in vielen Fällen ein spezifisches entzündungsassoziiertes Erleben und Verhalten, das als Warnsignal gedeutet werden kann. In der Psychoneuroimmunologie sprechen wir in diesem Zusammenhang von »sickness behaviour«. Wenn wir uns mit einem Erreger infiziert haben und der Körper mit Entzündungsanstiegen reagiert, werden wir über Transmittermoleküle, die ins Gehirn gelangen, in die psychophysiologische Situation gebracht, Energie für die Auseinandersetzung mit dem Erreger zu sparen. Wir werden müde, möchten ins Bett gehen, haben weniger Appetit und ziehen uns sozial zurück.

Sickness behaviour fördert so unsere Gesundung, indem es unsere Energie in Richtung der Erregerabwehr lenkt. Es ist wichtig, diese Signale nicht zu übergehen oder zu unterdrücken, um nicht zu Gegenspielern unserer Selbstheilungskräfte zu werden.

Wir wissen aus der Psychoneuroimmunologie auch, dass wir eine sogenannte Verhaltensimmunität besitzen, die uns einerseits angeboren ist und die andererseits auch erworben und erlernt wird. Beispielsweise ekeln wir uns vor etwas Schädlichem (wie verdorbenem Fleisch), das uns schaden oder sogar töten könnte, wenn es in unseren Körper gelangt. Ekel, Widerwille, Angst oder Furcht gehören wie das Immunsystem zu den angeborenen Schutzfunktionen. So gehen wir natürlicherweise auf Distanz, wenn jemand beispielsweise in der Grippe-Zeit laut schnieft, hustet oder krank aussieht, da er oder sie eine potenzielle Infektionsgefahr darstellt.

Unsere Natur gibt uns also die Chance, selbst- und fremdverantwortlich zu handeln, und ermöglicht so unser Überleben. In der beschleunigten Leistungsgesellschaft der westlichen Welt stellt es oftmals eine große Herausforderung dar, diese Körpersignale achtsam wahrzunehmen und entsprechend zu reagieren.

Worte, Gedanken und Gefühle als Starkmacher

Worte können Mut machen, Vertrauen stärken und heilend wirken. Worte können aber auch im Negativen sehr mächtig sein. Sie können verletzen und krank machen. Es ist also ausschlaggebend, wie Menschen miteinander umgehen. Ähnliches gilt auch für Gedanken. Auch sie haben einen weitreichenden Einfluss auf unser Leben. Gedanken können bis in die biologische Ebene hineinwirken, wie wir heute in Experimenten nachweisen können. Dabei hat sich z.B. gezeigt, dass buddhistische Mönche allein durch die Kraft der Gedanken in der Lage waren, ihre Körpertemperatur und andere Körperfunktionen messbar zu beeinflussen. Wir haben es dabei mit einer hochdynamischen Wechselwirkung, mit einem komplexen Miteinander zu tun, das ein biopsychosoziales Denken erfordert.

Bezogen auf unser Gesundheitssystem ist es dabei ausschlaggebend, wie Ärzt*innen/Menschen in Heilberufen mit ihren Patient*innen in Beziehung gehen und kommunizieren. Die Art der Kommunikation bestimmt maßgeblich, wie der Patient/die Patientin seine/ihre Symptome/Erkrankung einordnet und welche positiven und negativen Erwartungen er zu einer Therapie oder einem Symptom entwickelt. Auch die Einstellung zu Heilungsprozessen und das Ausmaß des Angsterlebens hängen davon ab. All diese Faktoren beeinflussen wiederum die Immunologie des Patienten/der Patientin und damit dessen/deren Heilung. Erst seit Kurzem ist das Fach »Ärztliche Gesprächsführung« fest in den Lehrplänen der Medizinischen Universitäten verankert. Meiner Meinung nach ist das ein wichtiger erster Schritt, dem viele weitere Schritte folgen müssen. Die Qualität der professionellen Beziehungsgestaltung und der Gesprächsführung stellen einen Hauptfaktor im ärztlichen Wirkgeschehen dar.

In vielen Kliniken bekommen Patient*innen, wenn es z.B. um eine schwerwiegende Diagnose geht, psychologische oder psychotherapeutische Unterstützung angeboten. Auch das halte ich für einen wichtigen Schritt. Aus der Forschung wissen wir beispielsweise, dass traumatische Erfahrungen, die nicht ausreichend verarbeitet wurden, das Stresssystem auf eine Weise fordern, die das Immunsystem in eine krank machende Schieflage bringen. Auch andere psychologische Negativfaktoren wie Angst, Einsamkeit oder wiederkehrende Probleme in sozialen Beziehungen können mit der Entstehung und Aufrechterhaltung unterschiedlicher Erkrankungen einhergehen. Im Rahmen von psychologisch-psychotherapeutischen Sitzungen können Patient*innen gezielt dabei unterstützt werden, traumatische Erfahrungen zu integrieren und individuelle Gründe für belastende, stresserzeugende psychische Muster/Faktoren zu identifizieren und diese zu adressieren. Auf diese Weise kann eine Balance im Stresssystem und damit das immunologische Gleichgewicht gefördert werden.

Die Erkenntnisse der Psychoneuroimmunologie zeigen zudem ganz klar die wichtige Bedeutung von Beziehungen für unsere Gesundheit. Ich halte emotional bedeutsame Beziehungen geradezu für ein Lebenselixier. Die entsprechende psychosomatische Forschung auf einen Nenner gebracht heißt letzten Endes, dass soziale Integrität, soziale Unterstützung und soziale Diversität, also Kontakt zu vielen verschiedenen Menschen und Gruppierungen und darunter auch qualitativ hochwertige, bedeutungsvolle Beziehungen, heilend sind.

Prinzipiell kann man sagen, dass uns positive Gefühle stärken. Gefühle von Trauer, Schmerz, Enttäuschung, Angst oder Wut dagegen können auf Dauer krank machen (siehe auch 4. Kapitel ab Seite 64).

Die Kernerkenntnis der Psychoneuroimmunologie im Blick behalten

An dieser Stelle soll erneut auf die Kernerkenntnis der Psychoneuroimmunologie hingewiesen werden, nämlich dass unser Organismus in seiner Abwehrreaktion keinen großen Unterschied macht, ob er z.B. mit einem Virus konfrontiert ist oder ob er sich gegen einen emotionalen Stressor zur Wehr setzen muss. Das Immunsystem ortet die Bedrohung und reagiert ganzheitlich mit seinen Verteidigungsmechanismen. Die Unterteilung in physiologische und psychologische Reize und Reaktionen beruht auf einer überholten naturwissenschaftlichen Sicht, nämlich der Trennung zwischen Leib und Seele. Dabei sollte unsere Aufmerksamkeit dem ganzen Menschen gelten.

Narrative Medizin und die subjektive Bedeutung von Symbolen

Symbole sind unglaublich wirkmächtig in der Medizin. Genauer gesagt ist es die individuelle Reaktion des Menschen auf die subjektive Bedeutung des jeweiligen Symbols, die ihnen diese Kraft verleiht. Häufig wird die symbolische Wirkung leichthin als »Placebo« abgetan und als Scheinmedikament abgewertet. Hier hat sich der Begriff der »Bedeutungsreaktion« etabliert, weil die individuelle Bedeutungszuschreibung ausschlaggebend ist.

Eine narrative Medizin berücksichtigt all das. Der Begriff »narrative Medizin« wurde von Rita Charon, einer Ärztin am Columbia Presbyterian Hospital in New York, geprägt. Unter diesem Begriff ist eine Herangehensweise gemeint, die die individuelle Geschichte jedes Patienten mitdenkt und mitberücksichtigt. Sie definierte »narrative Kompetenz« als die Fähigkeit, die Geschichte, die ein Mensch erzählt, ernst zu nehmen, die subjektive Bedeutung zu erfassen, sich davon berühren zu lassen und sie richtig einordnen zu können. So kann beispielsweise ein Bild (für einen gläubigen Menschen z.B. das Bild der Schutzmantelmadonna) stärkende Wirkung entfalten. Es kann zu einem Symbol für Schutz und Heilung werden, das die Selbstheilungskräfte stärkt – im Sinne einer Bedeutungsreaktion, d.h. im Sinne einer Antwort auf ein mit Bedeutung aufgeladenes Symbol. Viele positive Wirkungen aus dem Bereich der Alternativ- und Komplementärmedizin (z.B. Akupunktur, Jin Shin Jyutsu, Tai-Chi, spirituelles Heilen) können auf diese Weise verstanden und in ihrer Wirkkraft neu geschätzt werden. Sie gelten als nachweislich geeignet, um die Immunfunktion positiv zu beeinflussen. Es ist wichtig, dem Menschen die Verantwortung zuzutrauen, dass er selbst heilende Symbole in sich trägt und sie (gegebenenfalls mit professioneller Unterstützung) auch findet, weil er selbst der »Experte« für sein Leben ist. In diesem Verständnis ist der Körper keine Maschine mehr, die zum Arzt gebracht wird, wenn etwas nicht funktioniert, sondern Teil eines lebendigen Ganzen (siehe auch 4. und 5. Kapitel).

Selbstheilungskräfte – aus biopsychosozialer Sicht

Um die eigenen Selbstheilungskräfte anzuregen, muss man nicht über detailliertes Wissen verfügen, wie unser Immunsystem funktioniert. Wir alle haben ein intuitives Wissen über unser biologisches Dasein als Menschen. Dennoch ist es hilfreich, sich wesentliche Aspekte bewusst zu machen.

Klar werden sollten wir uns über den massiven Einfluss unserer psychischen Befindlichkeit auf unser Leben und insbesondere auch auf unser Immunsystem. Vereinfacht gesagt: So wie wir uns fühlen, »fühlt« sich auch unser Immunsystem. Wenn wir uns ärgern, ist auch unser Immunsystem entsprechend aktiv. Sind wir durch Probleme oder emotionale Unstimmigkeiten belastet, ist auch unser Immunsystem belastet. Andererseits: Wenn wir uns selbst wertschätzen, spiegelt sich dies auch in unserer Immunaktivität wider. Es lässt sich durchaus davon ausgehen, dass psychisches Wohlbefinden über ein gut funktionierendes Immunsystem einen Schlüssel zu einem gesunden Leben darstellt.

Wir sind soziale Wesen. Wir sind eingebettet in Beziehungen, unser Leben findet in einem soziokulturellen Kontext statt. Auch hier gibt es Zusammenhänge zum Immunsystem. Wenn es uns gelingt, unsere Beziehungsrealität positiv zu gestalten, stärkt das unser Immunsystem. Dazu gehört, dass wir liebevolle Beziehungen pflegen, uns gegenseitig anvertrauen und in der Gemeinschaft einbringen.

Die Idee des biopsychosozialen Zusammenspiels kann man durch ein einfaches Beispiel verdeutlichen: Wenn wir jemanden berühren, berühren wir ihn immer auf allen Ebenen, auf der körperlichen, der psychischen und der sozialen Ebene. Ähnliches gilt z.B. für Begriffe wie Schmerz, Wunde oder Abwehr, die nie nur biologisch zu verstehen sind.

Es geht also darum, Konzepte in der Therapie und Prävention von Erkrankungen zu entwickeln, die sowohl den Körper als auch die Psyche und die soziale Umwelt in Einklang bringen. Dazu brauchen wir Vertrauen und Mut, um neu zu denken – bio-psycho-sozial – das Immunsystem wird es uns danken.

Krisen als Chance

Gerade in schweren Krisen, wie sie z.B. das COVID-19-Virus verursacht hat, wird für mich deutlich, dass es im vorher beschriebenen Sinne um ein neues Narrativ geht, um eine neue Herangehensweise an das Thema Gesundheit und Heilung.

Das alte Narrativ bedeutet für den Patienten oder die Patientin oftmals, passiv zu sein, die Verantwortung für die eigene Gesundheit an den Arzt abzugeben und diesen über Gesundheit und Krankheit entscheiden zu lassen.

Ein neues Narrativ besagt, dass Menschen ihre Eigenverantwortung behalten, dass ihnen im Fall von Krankheit Selbstverantwortung und Selbstheilungsfähigkeiten zugesprochen werden. Und das bedeutet anzuerkennen, dass der Mensch selbst der Experte für sein Leben und seine Gesundheit ist. Ärzt*innen und Menschen in anderen Gesundheitsberufen sollten dabei Helfer und Berater sein und ihre Patienten und Patientinnen nicht autoritär in eine bestimmte Richtung drängen. Sie sollten die Menschen unterstützen, ihre Selbstheilungskräfte zu entfalten, und dabei den Blick auf den ganzen Menschen im Auge behalten.

AUF DEN PUNKT GEBRACHT

» Unser Immunsystem ist ein Teamplayer: Psyche, Gehirn und Immunabwehr arbeiten eng zusammen.

» Unser Immunsystem macht in seiner Abwehrreaktion keinen Unterschied zwischen einer Gefahr von außen – wie einem Virus oder einem Bakterium – oder einem »Feind« von innen, wie einer entarteten eigenen Zelle, oder einem psychischen Belastungsfaktor: Es setzt sich ebenso gegen eine körperliche wie eine seelische Verletzung zur Wehr.

» Wir können beim Immunsystem von einem »6. Sinn« sprechen, der uns sowohl laufend darüber informiert, was außerhalb von unserem Körper vorgeht, als auch darüber, was im Körper passiert.

» Achtsame Selbstwahrnehmung ist die Voraussetzung dafür, dass wir diese Informationen wahrnehmen können.

» Chronischer Stress gehört zu den größten Gegenspielern unserer Selbstheilungskräfte.

» Maßnahmen zum Stressabbau sind u.a. die Anwendung von Entspannungstechniken und achtsamkeitsbasierte Meditationsformen.

» Eine »neue« Medizin muss biopsychosozial ausgerichtet sein, also biologische, psychische und soziale Aspekte gleichermaßen berücksichtigen, wenn es um Gesundheit und Krankheit geht.

» Es gilt anzuerkennen, dass jeder Mensch selbst der Experte für sein Leben und seine Gesundheit ist. Ärzt*innen und Menschen in anderen Gesundheitsberufen sollten dabei helfen und beraten.

2. Kapitel: Selbstheilungskräfte und Spiritualität

Die moderne, wissenschaftlich ausgerichtete Medizinforschung hat sich bislang wenig mit den energetischen, geistigen oder spirituellen Aspekten der Selbstheilungskräfte beschäftigt. Und das obwohl Spiritualität nach meiner Erfahrung die körperlichen, psychischen und sozialen Aspekte der Selbstheilungskräfte nicht nur wirkungsvoll ergänzt, sondern von entscheidender Bedeutung ist. Unter Spiritualität verstehe ich dabei vor allem »Verbundenheit« mit einer Kraft, die in uns, um uns und über uns hinaus wirkt. In uns wirken die psychischen Kräfte und die Intuition, um uns ist es die heilende Kraft der Natur und die wichtige menschliche Gemeinschaft. Darüber hinaus gibt es eine transpersonale Kraft, eine spirituelle oder göttliche Energie, die alles belebt und zu der wir Zugang haben können. Alle Weisheitstraditionen der Welt und alle Religionen haben die Verbindung mit dieser Kraft zum Ziel. Spiritualität kann deshalb innerhalb oder außerhalb einer Religion erfahren und gelebt werden.

Heilung im Spiegel der Geschichte

In allen frühen Heiltraditionen kannte man neben den Heilmitteln aus der Natur und manuellen Behandlungen schon immer die Bedeutung von geistigen Kräften, von Ritualen, von Imagination, von Handauflegen oder von gemeinsamem Gebet für die eigene Heilung oder die Heilung anderer. Gesundheit wurde in der traditionellen Heilkunde immer in Verbindung mit körperlichem, psychischem und sozialem Wohlbefinden verstanden. Wie die Untersuchungen aus dem Bereich der Psychoneuroimmunologie zeigen, gilt das auch für den modernen Menschen: Auch wir brauchen soziale Beziehungen, eine Verbindung zur Natur und Vertrauen in die in uns wirkenden Lebenskräfte, wenn wir gut mit den Herausforderungen und Problemen des Alltags umgehen und gesund bleiben möchten.

Die Bedeutung des harmonischen Flusses der Lebensenergie

Für das Verständnis von Gesundheit und Heilung war in den frühen Heiltraditionen der harmonische Fluss der Lebensenergie von größter Bedeutung. Durch sie befinden wir uns in Beziehung mit der kosmischen Energie, und so galt ihr besondere Aufmerksamkeit. Im Chinesischen wird diese Lebensenergie als Chi-Energie bezeichnet, im Japanischen als Ki-Kraft, im Indischen als Prana-Energie (siehe auch Seite 115). Auch in der alttestamentlichen Vorstellung, dass Gott dem Menschen den Atem eingehaucht hat, können wir diese Beziehung der Lebensenergie des Menschen mit der kosmischen Energie finden. Wie ein großer Energiestrom durchfließt die universelle Lebenskraft alles, was lebt: Menschen, Tiere, Pflanzen, ja die Erde selbst. Viele Methoden, wie Akupunktur oder spezielle Massageanwendungen, Teezubereitungen oder Atemübungen, dienten vor allem dem Ziel, diese Energie in Fluss zu halten oder wieder in Fluss zu bringen. Zeitweise wurden chinesische Ärzte nur bezahlt, wenn sie damit Erfolg hatten und der Patient gesund blieb. Krankheit bedeutet in diesem Verständnis einen gestörten Energiefluss. In der chinesischen Heiltradition genauso wie in der indischen Ayurveda-Lehre (die Lehre vom guten Leben) oder in der Vorstellung der antiken Ärzte, im Verständnis der Mystikerin und Heilkundigen Hildegard von Bingen (1098–1179) oder des Naturheilkundlers und Hydrotherapeuten Pfarrer Kneipp

(1821–1897) ist im Falle einer Krankheit das Ziel der therapeutischen Bemühung zunächst, die Ursache für diese gestörte Lebenskraft zu finden.

Ganzheitlichkeit oder das frühe »biopsychosoziale« Konzept

Die eingesetzten Methoden dienten dazu, die Lebensenergie wieder in Balance und ins Fließen zu bringen. Der ganze Mensch sollte dadurch wieder ins Gleichgewicht kommen – auf körperlicher, seelischer und geistiger Ebene. Man könnte also sagen, dass es schon sehr viel früher ein »biopsychosoziales« Konzept gab, wie es Prof. Schubert im vorherigen Kapitel beschrieben hat, bei dem es um die Einbeziehung aller Bereiche des Lebens geht.

Zu den therapeutischen Methoden der überlieferten traditionellen Heilverfahren zählten u.a.:

» Ernährungsempfehlungen
» der Einsatz von Heilpflanzen und Substanzen aus der Natur
» der Einsatz von Edelsteinen
» Wasseranwendungen
» Bewegung und manuelle Therapien
» heilende innere Bilder
» Affirmationen
» Licht und Farben
» Gebete
» eine heilende Gemeinschaft oder heilige Orte

Auch der achtsame Umgang mit Gedanken und Gefühlen spielte bei diesen Heilverfahren eine wichtige Rolle.

Lediglich ein Symptom zu beseitigen würde in diesem Verständnis bedeuten, dass sich die gestörte Lebenskraft über kurz oder lang ein anderes Ventil suchen, dass sie ein anderes Symptom produzieren würde.

Altes Wissen weiterpflegen

Auch aus unserem Kulturkreis kennen wir eine Fülle von Heilmethoden und Heilmitteln, die sowohl der Stärkung des Immunsystems dienten als auch zur Therapie von Krankheiten eingesetzt wurden und die sich über Jahrhunderte bewährt haben. Verweisen möchte ich dabei auf die von Samuel Hahnemann begründete Homöopathie oder auf die Spagyrik, die auf den Erkenntnissen der Alchemie basiert. In diesem alchemistischen Modell ist sowohl die Herstellung des Heilmittels von besonderer Bedeutung als auch der/die Heiler*in oder Therapeut*in. Ähnlich wie später in der psychoanalytischen Arbeit gefordert, müssen sich Therapeut*innen selbst den eigenen Entwicklungsprozessen stellen, an ihren Schatten arbeiten und den eigenen wichtigen Lebensfragen stellen, um sich einem anderen Menschen zuwenden und ihn in der Tiefe verstehen zu können.

Ich sehe es als großen Glücksfall an, dass altes Wissen aus unserer und auch aus anderen Kulturen vor allem durch Heilpraktiker*innen und Heiler*innen über die Zeit weitergetragen und gepflegt wurde. Dieser große Weisheitsschatz, der heute auch in der Komplementärmedizin wieder ein Stück weit Einzug findet, stellt einen unschätzbaren Wert dar.

Aus dem weiten Feld der Heiltraditionen möchte ich an dieser Stelle einen Blick auf die Praxis der Schamanen als älteste Heilerfiguren werfen.

Schamanen – die ältesten Heiler

Schamanen gelten als die frühesten bekannten Repräsentanten menschlicher Heilkunst. Heute hat sich der Begriff Schamane weltweit für religiös-medizinisch tätige Menschen durchgesetzt, die sich auf alte Traditionen berufen. Viele Zeugnisse schamanischen Wirkens kennen wir aus Südamerika, Afrika und Asien sowie von den Ureinwohnern Nordamerikas. Man könnte sie als Wanderer zwischen den Welten bezeichnen. Im Laufe ihrer verschiedenen Einweihungen lernen sie, aus dem Körper herauszutreten, um in die »andere« Welt einzutreten, die der normale Mensch nach dieser Vorstellung erst nach dem Tod kennenlernt.

Berühmt sind Schamanen für ihre einzigartige Fähigkeit, in einer willentlich herbeigeführten und kontrollierten Trance Diagnosen zu stellen, die Ursachen einer Krankheit herauszufinden und Heilrituale durchzuführen.

Vorbeugen und »das, was uns fehlt«, integrieren

Bei einer Ausstellung über die Kultur der Schamanen Sibiriens, die vor einigen Jahren in Stuttgart stattfand, wurde anschaulich gezeigt, dass der Schamane auch dafür verantwortlich war, dass die Mitglieder des Stammes gesund blieben. Dazu musste er Opferrituale durchführen, Fasten verordnen oder zur Auflösung von Spannungen unter den Gruppenmitgliedern beitragen.

War ein Mensch erkrankt, konnte der Schamane zu einem bestimmten Trance-induzierenden Trommelrhythmus in die Unterwelt seines Patienten »reisen«. Hier suchte er nach dem verlorenen Anteil des kranken Menschen und holte diesen Anteil – wenn die Reise gelang – an die Oberfläche.

Beides – vorbeugen und Anteile integrieren – wird auch heute noch in der schamanischen Heilpraxis angewendet. Ist ein verlorener Anteil nämlich wieder integriert, kann die Lebensenergie ungehindert fließen, und Gesundheit kann sich wieder einstellen. Diese Idee der Integration des ins Unbewusste gefallenen Anteils oder der verlorenen Lebenskraft steht in gewisser Weise auch hinter der Idee der Homöopathie oder der Tiefenpsychologie. Das spiegelt sich in der Frage: »Was fehlt Ihnen?«, die auch heute dem kranken Menschen gestellt wird.

Manchmal begleiten Schamanen auch den Kranken selbst auf seiner Reise zum eigenen innersten Wesen. Nach unserem heutigen tiefenpsychologischen Verständnis verbirgt sich hier im

Unbewussten nicht nur häufig die Ursache der Krankheit, sondern auch die Quelle der Heilung.

Die Hüter der heilenden Rituale

In den schamanischen Praktiken werden zur Heilung »göttliche Verbündete«, Ahnen und hilfreiche Geistwesen genauso zu Hilfe gerufen wie die Kräfte der vier Himmelsrichtungen und der Elemente Feuer, Luft, Wasser und Erde. Das Wohlwollen all dieser Helfer wird durch Geschenke, Lobpreisungen und rituelle Opfergaben erbeten. Die Götter wiederum bieten dafür Liebe, Gesundheit und Glück. Heilende Plätze, an denen oft außergewöhnliche Bäume stehen oder Quellen entspringen, verstärken die Energie der Heilrituale. Denn die Natur selbst wird als Quelle von Heilung verstanden, deshalb gilt es, sich mit ihr zu verbünden und sie günstig zu stimmen.

Schamanen sind Hüter der heilenden Rituale, die für die Aktivierung der Selbstheilungskräfte seit mehr als 40 000 Jahren in allen Kulturen von Bedeutung waren und heute noch sind (siehe auch ab Seite 26 und 124).

Selbstheilungskräfte und der Zugang zum Unbewussten

Auch in meiner therapeutischen Arbeit hat es sich als hilfreich erwiesen, innere Helfer zu finden, die aus dem großen Reservoir des persönlichen und kollektiven Unbewussten schöpfen. Diese Begriffe hat der Schweizer Psychiater und Begründer der Analytischen Psychologie Carl Gustav Jung geprägt. Neben einem persönlichen Unbewussten spricht Jung vom kollektiven Unbewussten, von einer Art kollektivem Erbe der Menschheit. Dazu gehören neben Urbildern menschlichen Lebens wie Geburt und Tod auch die Erfahrung und die Verbindung zu einer spirituellen geistigen Ebene. Da die Inhalte des Unbewussten unser Leben meist mehr beeinflussen, als wir uns vorstellen können, ist der

Zugang zu Bereichen des Unbewussten auch im Zusammenhang mit der Aktivität unserer Selbstheilungskräfte besonders wichtig. Doch warum spricht man eigentlich nicht von Ich-Heilungskräften? Was verbirgt sich hinter dem Begriff »Selbst«? Auch hier erscheint mir die Betrachtungsweise von C. G. Jung hilfreich. Er beschreibt das Selbst als eine weit größere Einheit als das Ich. Während er das Ich als Zentrum des Bewusstseins bezeichnet, umfasst das Selbst den ganzen Menschen auf körperlicher, emotionaler und mentaler Ebene. Darüber hinaus hat es sowohl Zugang zum Bewusstsein als auch zu den ungleich umfangreicheren Ebenen des Unbewussten. Theoretisch zumindest, denn praktisch kommen wir nicht so ohne Weiteres an diese verborgenen Anteile heran. Wir können jedoch mithilfe bestimmter Übungen unserer Intuition eine Stimme geben, die sich mit dem Bild eines Ahnen genauso verbinden kann wie mit der Stimme eines hilfreichen Tiers, eines inneren Beraters oder eines Engels (siehe Intuition ab Seite 106 und die Übungen auf Seite 44, 108, 129 und 183).

Die Treppe zum Unbewussten – Einstieg in die innere Bilderwelt

Viele Märchen beschreiben, dass die Heldin oder der Held zunächst einen Abstieg in die »Unterwelt« machen muss. Im Märchen von Frau Holle springt die spätere Goldmarie in den tiefen Brunnen und landet auf einer wunderbaren grünen Wiese – in der Welt der Frau Holle. Dieses Märchen ist eines der ältesten Volksmärchen, das die Brüder Grimm aufgezeichnet haben. Es spricht davon, dass das Verlassen der rationalen, begrenzenden und in diesem Fall ärmlichen Lebensrealität Gewinn bringt. Die erweiterte Realität des Zauberlandes, in das Goldmarie gerät, bietet ihr Möglichkeiten, von denen sie nicht einmal zu träumen gewagt hätte. Um unsere Selbstheilungskräfte zu aktivieren, wollen wir ebenfalls Ressourcen erkennen und nutzen, die in uns verborgen sind und als Schätze gehoben werden möchten. Im Märchen ist die Voraussetzung dafür, in den Brunnen zu springen. Um unsere intuitiven Kräfte aufzurufen, können wir uns auf eine tiefere Bewusstseinsebene begeben und unsere Gehirnfrequenz absenken (siehe Seite 99).

Ich lade Sie ein, sich mit einer kurzen Entspannung auf die nun folgende Übung vorzubereiten. Dazu stellen Sie sich eine innere Treppe vor, die Sie Stufe für Stufe nach unten gehen, während Sie von 10 bis 1 zählen. Bei jeder absteigenden Stufe entspannen Sie sich etwas tiefer. Bei 1 angelangt, stellen Sie sich einen idealen Platz der Ruhe und Entspannung vor. Lassen Sie Ihrer Fantasie freien Lauf. Vielleicht kennen Sie den Platz bereits, vielleicht müssen Sie ihn erst entdecken.

Bei der folgenden Übung bitte ich Sie, Ihren inneren Berater auftauchen zu lassen, bei anderen Übungen, (siehe 5. Kapitel), die ebenfalls auf dieser Methode beruhen, schlage ich Ihnen eine andere Imagination vor, wie z.B. heilende Räume.

Am Ende verlassen Sie wie Goldmarie diese tiefere Ebene wieder und kommen mit Ihren Schätzen der Erkenntnis zurück in die Außenwelt, während Sie von 1 bis 10 zählen.

Diese einfache Zähltechnik sowie die Vorstellung einer Treppe, eines Entspannungsplatzes, eines inneren Arbeitsplatzes, inneren Beraters usw. verdanke ich einem besonderen Menschen, den ich vor vielen Jahren bei einem Seminar in Laredo/Texas noch persönlich kennenlernen durfte: José Silva. In diesem Seminar konnte ich erleben, welche ungeahnten Kräfte in uns schlummern, in der Sprache des Märchens würde ich sagen, dass ich tatsächlich Wunder erlebt habe, die für mein Leben prägend waren.

ÜBUNG: VERBÜNDETE FINDEN AUS DER »ANDEREN« WELT

- Setzen oder legen Sie sich bequem hin – nehmen Sie wahr, wie Sie sich fühlen. Beobachten Sie Ihren Atem und vertiefen Sie das Ausatmen ein wenig.
- Richten Sie die geschlossenen Augen nach innen in den Raum hinter Ihrer Stirn.
- Machen Sie sich Ihr Ziel bewusst, das Sie erreichen möchten: gesund bleiben oder wieder gesund werden, einen Schmerz auflösen, ein Problem beheben, Lebensfreude und Energie tanken …
- Stellen Sie sich eine Treppe vor, die Sie langsam nach unten oder nach innen gehen, während Sie von 10 bis 1 zählen. Bei jeder absteigenden Zahl können Sie sich tiefer entspannen.
- Stellen Sie sich einen inneren Entspannungsplatz vor, an dem Sie sich sicher und geschützt fühlen. Schauen Sie sich um an diesem Platz: Was nehmen Sie wahr? Gibt es Wasser, Pflanzen oder Tiere? Finden Sie einen bequemen Sitzplatz und entspannen Sie sich gut.
- Laden Sie jetzt eine Helferin oder einen Helfer ein, die oder der Ihnen hilft, Ihr gewünschtes Ziel leicht und ohne Kampf zu erreichen.
- Es kann eine menschliche Figur sein, eine alte weise Frau oder ein alter weiser Mann, vielleicht jemand aus Ihrer Ahnenreihe, aber auch ein hilfreiches Tier oder ein Wesen aus der magischen Natur, ein Zwerg, ein Wassermann, eine Fee …, vielleicht ein Engel.
- Danken Sie diesem Wesen, dass es zu Ihnen gekommen ist, um Sie zu unterstützen. Zeigen Sie Ihre Freude und Begeisterung über diese Hilfe aus der anderen Welt.
- Stellen Sie sich Ihr Ziel noch einmal vor Ihrem inneren Auge vor. Bitten Sie jetzt Ihre Helferin oder Ihren Helfer, aktiv zu

werden, Ihnen eine Lösung oder den nächsten Schritt zu zeigen, um das Problem zu beheben. Beobachten Sie genau, was geschieht. Bekommen Sie eine Botschaft oder können Sie sehen, was Ihre Helferin oder Ihr Helfer tut, um zu einer Lösung zu kommen – und Sie damit Ihrem Ziel näher zu bringen? Seien Sie nicht enttäuscht, wenn sich beim ersten Mal nicht gleich etwas zeigt, vielleicht braucht es einfach ein wenig Zeit und Geduld, und Sie können die Übung jederzeit wiederholen.

» Bedanken Sie sich bei dem helfenden Wesen, und vereinbaren Sie eventuell ein weiteres Treffen, bevor Sie sich verabschieden.
» Kommen Sie langsam über Ihre Treppe zurück in die Außenwelt, während Sie von 1 bis 10 zählen.
» Lassen Sie sich noch einen Moment Zeit, bevor Sie die Augen öffnen.

Achten Sie ab jetzt auf Zeichen, die Ihnen Ihre Helfer in der realen Welt geben. Erneuern Sie dazu immer wieder Ihren Wunsch, Ihr Ziel, das Sie erreichen möchten.

Diese Übung können Sie herunterladen, siehe Impressum.

AUF DEN PUNKT GEBRACHT

- Spiritualität kommt eine große Bedeutung für unsere Selbstheilung zu.
- In allen Kulturen suchte man eine Verbindung zum Göttlichen oder zu einer höheren Macht, um die Selbstheilungskräfte des Menschen anzuregen.
- Das alte Heilwissen aus den verschiedenen Kulturen hat heute noch Gültigkeit.
- Die Lebenskraft ist unerschöpflich, solange wir leben – es gibt viele Möglichkeiten, um diese Energie, die alles durchströmt, immer wieder in Fluss zu bringen.
- Schon bei den überlieferten traditionellen Heilverfahren wurde auf Ganzheitlichkeit gesetzt, man bezog alle Bereiche des Lebens mit ein.
- Unser persönliches, aber auch ein kollektives Unbewusstes beeinflusst unser Leben und unsere Selbstheilungskräfte.
- Um Visualisierungsübungen zu erleichtern, können wir in unserer Vorstellung über eine innere Treppe Stufe für Stufe nach unten gehen, dadurch auf eine tiefere Bewusstseinsebene gelangen und so unsere intuitiven Kräfte aufrufen.
- Innere Verbündete aus allen Bereichen dieser und der »anderen« Welt unterstützen uns bei der Selbstheilung, wenn wir bereit dafür sind.

3. Kapitel:

Selbstheilungskräfte und Stress

Zum Titelbild des Buches hat uns die Idee eines tanzenden Paares inspiriert. Tatsächlich hat das Miteinander von Psyche, Nervensystem und Immunsystem einiges mit einem Paartanz oder auch mit einem Gruppentanz gemeinsam. Es geht um ein abgestimmtes Zusammenspiel zwischen zwei oder mehreren Personen. In der Regel gibt es beim Paartanz eine feste Choreografie, die beide Partner beherrschen müssen. Und es gibt einen gewissen Raum für Improvisation. Dabei teilt die führende Person der Partnerin oder dem Partner durch zeitlich präzise festgelegte körperliche Signale mit, wann eine Improvisation ansteht oder eine Tanzfigur geändert werden soll. Der Tanz sollte trotz aller Präzision leicht wirken, unangestrengt und harmonisch – so, wie wir uns fühlen, wenn wir gesund sind. Das Zusammenspiel von Immunsystem und Psyche könnte man also mit einem Tanz vergleichen, bei dem es mehrere Tänzer wie das Nervensystem, das Hormonsystem, Drüsen und Organe gibt. Wenn sie alle gut miteinander harmonieren, wenn der Rhythmus stimmt und keiner der Beteiligten zu sehr aus dem Takt kommt, arbeiten unsere Selbstheilungskräfte unaufhörlich und verlässlich für unser Wohlbefinden.

Unsere Selbstheilungskräfte sind immer für uns da

Wir haben alle das Wirken dieser Kräfte schon unzählige Male erlebt. Schon der Stich eines Rosendorns aktiviert die Selbstheilungskräfte. Sofort beginnt der Heilungsprozess, die Blutgerinnung wird eingeleitet, die Blutung gestoppt und die Wunde verklebt. Im Inneren ist eine Abwehrtruppe bereits dabei herauszufinden, ob Erreger eingedrungen sind und wie man diese gegebenenfalls unschädlich machen kann. Diese inneren komplexen körpereigenen »Reparaturmechanismen« sorgen auch bei anderen körperlichen Problemen wie beispielsweise einem Schnupfen oder einer leichten Magenverstimmung für Heilungsprozesse, die meist stattfinden, ohne dass wir es überhaupt wahrnehmen. Bei allen diesen Beschwerden brauchen wir normalerweise keine medizinische Hilfe. Hier helfen ein wenig Ruhe, ein Fastentag, die richtige Bewegung usw., um wieder ins Lot zu kommen. Um beim Bild des Tanzes zu bleiben, heißt es einfach nur, die Truppe ist aus dem Takt gekommen, einer der Partner ist gestolpert, jetzt braucht es Ruhe und ein paar klare Instruktionen, um die Ordnung, um die Harmonie wiederherzustellen.

Doch leider gönnen sich die meisten Menschen genau diese Ruhe, die die nötige Klarheit über die eigene Situation brächte, zu wenig. Warum? Weil uns oftmals gar nicht bewusst ist, dass wir unser Immunsystem gerade permanent überfordern, bis uns der Körper schließlich mit einem Symptom darauf aufmerksam macht. Und selbst dann ignorieren wir es manchmal noch eine ganze Weile. Aus diesem Grund möchte ich auf das Thema Stress noch einmal ein besonderes Augenmerk legen und ein paar Dinge, die Prof. Schubert im 1. Kapitel schon angesprochen hat, vertiefen.

Gegenspieler Stress

Der ungarisch-kanadische Arzt und Biochemiker Hans Selye, der sich im ersten Drittel des 20. Jahrhunderts systematisch mit dem Thema Stress beschäftigte, wird als »Vater der Stress-Forschung« bezeichnet. Der Biochemiker und Fachmann für Umweltfragen Frederic Vester brachte dann in seinem 1998 erschienen Buch »Phänomen Stress« das Thema auch bei uns einem breiten Laienpublikum nahe. Er ging dabei der Frage nach, warum und wie eine ursprünglich sinnvolle Reaktion des menschlichen Körpers, die uns in Gefahrensituationen zu Hochleistungen befähigt, so entgleisen kann, dass sie zu schweren körperlichen Schäden führt. Wie wir im 1. Kapitel erfahren haben, gilt es zu unterscheiden, wann Stress eine positive Aufgabe für unseren Körper erfüllt und wann er zur Belastung wird. Wann wir Stress als anregend empfinden, als sinnvolle Warnung, die wir beachten müssen, oder als Belastung für unser ganzheitliches Wohlbefinden, hängt von vielen persönlichen Faktoren ab.

Stress entsteht aus einem komplexen Zusammenwirken der Kräfte auf körperlicher, emotionaler und mentaler Ebene. Ich denke z.B. an junge Eltern, die sich nachts um ihr Kleinkind kümmern und tags im Beruf »funktionieren« müssen, oder an Menschen, die ihre Angehörigen pflegen und dabei körperlich und emotional über ihre Grenzen gehen. Auch berufliche Belastung und damit verbundene Sorgen können oft lange unbemerkt chronischen Stress verursachen.

Grundsätzlich gilt, was negativen Stress verursacht, führt auf Dauer zu einer Schwächung des Immunsystems und damit unserer Selbstheilungskräfte. So wird nicht nur die Entstehung von Krankheiten begünstigt (wenn jede Mahlzeit mit Ängsten, Ärger oder Streit verbunden ist, kann selbst die gesündeste Ernährung nicht gegen Magen-Darm-Probleme ankommen), sondern auch der Heilungsverlauf verlangsamt. Selbst Unfälle ereignen sich nicht selten nach langen Perioden von innerer Anspannung oder auch äußeren Stressfaktoren, denen man ausgesetzt ist.

Dabei geht es, wie Sie im 1. Kapitel erfahren haben, nicht darum, Stress grundsätzlich zu vermeiden, denn positiver Stress kann uns helfen, schwierige Aufgaben zu erledigen, eine Herausforderung anzunehmen und dadurch zu wachsen. Das Empfinden, angespannt und unter Druck zu sein, kann im positiven Sinn zu einem guten Selbstschutz führen, es sorgt dafür, sich sinnvoll abzugrenzen und überfordernde Aufgaben abzulehnen.

Wie sich der Stress im Körper zeigt

Sicher kennen Sie schmerzhaft verspannte Schultern, einen angespannten Rücken oder vielleicht einen gereizten Magen, wenn Druck und Belastung zu groß werden. Die zentrale verbindende Rolle zwischen dem Empfinden von Anspannung und Stress und einem körperlichen Symptom spielt das Nervensystem. Es ist ein Netzwerker im wahrsten Sinne des Wortes. Jede Außenaktion, jede Reaktion auf die Umwelt erfolgt über das Nervensystem, kein Gedanke, kein Gefühl wäre ohne die Nervenzellen möglich. Auf diesem Wege werden auch unsere Gedanken und Gefühle zur Muskulatur übertragen, und zwar zu unseren Skelettmuskeln genauso wie zur Muskulatur der inneren Organe. Eine wichtige Unterteilung des Nervensystems erfolgt in willkürliches und autonomes oder vegetatives Nervensystem. Das willkürliche Nervensystem umfasst sowohl alle Nerven, die der bewussten Steuerung unterliegen, als auch diejenigen, von denen unsere Muskeln in Aktion versetzt werden. Das Gefühl, unter Druck und übermäßiger Anspannung zu stehen, kann sich auf diesem Weg direkt auf die Schulter-Nacken-Muskulatur übertragen. Während wir hier durch Lockerungsübungen die Muskeln entspannen können, gelingt uns das bei überreizten Magennerven sehr viel schwerer, da sie vom vegetativen Teil des Nervensystems gesteuert werden, das wir nur in geringem Maße beeinflussen können.

So können wir zwar durch bewusste Entspannung unseren Herzschlag oder die Atemfrequenz verändern, nicht aber die grundsätzliche Funktion der Organe beeinflussen.

Sympathikus und Parasympathikus

Zwei Gegenspieler teilen sich die Aufgaben des vegetativen Nervensystems: Sympathikus und Parasympathikus, von dem schon kurz beim 6. Sinn unseres Immunsystems die Rede war (siehe Seite 17). Ganz vereinfacht könnte man sagen, der Sympathikus steht für Energieverbrauch, für Aktivität und für Spannung, der Parasympathikus für Energiegewinnung, für Ruhe, für Entspannung.

Auf das Immungeschehen bezogen bedeutet das, dass der Sympathikus die Entzündungsbereitschaft stimuliert und der Parasympathikus diese wieder auf ein erträgliches Maß zurückfährt. Ein gut funktionierendes Immunsystem ist also auf ein harmonisches Miteinander dieser beiden Gegenspieler angewiesen. In unserer Welt kommt es häufig zu einer Überbetonung des sympathischen Nervensystems, d.h. zu einer Überlastung der aktiven Seite. Oft wird die Freizeit auch noch ausgefüllt mit Aktivitäten, die mehr Stress verursachen als Ruhe bringen. Die beruhigende Seite des Nervensystems, die der Parasympathikus verkörpert, kommt zu kurz, was sich zum Beispiel in Schlafstörungen zeigt. Eine anhaltende Störung der Immunregulation, z.B. durch eine dauerhafte Überaktivität, und damit eine Überstimulierung des Sympathikus fördert das Auftreten von Erschöpfungszuständen bis hin zum Burn-out. Auch Infektionen, Wundheilungsstörungen und Allergien, ja sogar das Auftreten von Krebs scheinen durch längerfristigen, also chronischen Stress und die damit verbundenen Immunveränderungen begünstigt zu werden.[2]

---

2 Christian Schubert/Madeleine Amberger: Was uns krank macht, was uns heilt. Korrektur Verlag. 2020. S. 49

Während wir wie erwähnt unsere Skelettmuskulatur relativ leicht entspannen und damit Stress abbauen können, indem wir uns z.B. sportlich betätigen, fällt uns das bei unserer inneren Organmuskulatur sehr viel schwerer. Diese Bereiche, die vom autonomen Nervensystem versorgt werden, sind auf Ruhe und Entspannung angewiesen, um Stress abbauen zu können.

Innenschau, um Stressfaktoren wahrzunehmen

Wenn Sie lernen möchten, in diesem Sinn mit Stress konstruktiver umzugehen, sollten Sie zunächst Ihre eigenen Stressfaktoren erforschen und Ihre Achtsamkeit schulen, um Warnzeichen früh zu erkennen. Das Spektrum der stressbedingten Symptome oder Erkrankungen reicht von Daueranspannung im Körper bis zu chronischer Erschöpfung.

Um dem Stress auf die Spur zu kommen, kann es helfen, wenn Sie sich folgende Fragen stellen:

- Was verursacht in meinem Leben Stress? (Eheprobleme, Selbstzweifel, finanzielle Sorgen, Angst vor Krankheit, Konflikte mit Arbeitgebern oder Kolleg*innen …)
- Wie äußert er sich? (Verspannte Nackenmuskeln, Magenschmerzen, Schlafstörungen, Gereiztheit, depressive Verstimmung, mangelnde Lebensfreude, schwindendes Selbstwertgefühl, erhöhtes Maß an Selbstkritik …)
- Welche Form von Stress finde ich hilfreich und motiviert mich zu positiver Leistungsbereitschaft, und wo ist die Grenze, die Stress zur Belastung werden lässt?
- Welche Möglichkeiten gibt es, um unnötigen Stress zu vermeiden? (Sich gut abgrenzen können, regelmäßige Pausen einlegen, Zeit für sich gestalten, Konflikte aushalten, Menschen, die Energie rauben, ausbremsen …)

» Was hat sich für mich beim Abbau von Stress bewährt? (Aufenthalt in der Natur, Sport, Achtsamkeitspraxis, Yoga, Massagen, Entspannung, Meditation, gute Gespräche, Musik, Singen ...)

Ein guter Umgang mit Stress würde also bedeuten, flexibel mit den Anforderungen des Lebens umzugehen und dabei die eigenen Möglichkeiten gut einzuschätzen. Wichtig ist, auf notwendige Regenrationsphasen zu achten, um zu verhindern, dass akuter Stress schleichend zu chronischem Stress wird.

Ich habe für mich ein hilfreiches Bild gefunden, nämlich ein Gummiband. Wenn es z.B. in einen Hosenbund eingenäht ist, muss es sich ausdehnen lassen, sobald man die Hose anzieht, und wieder locker werden, wenn man sie trägt. Wird das Gummiband ständig überdehnt, erschlafft es irgendwann, wird es hingegen nie angespannt, wird es mit der Zeit brüchig. Nur wenn es durch abwechselnde An- und Entspannung elastisch bleibt, kann es seine Aufgabe erfüllen.

Die nächste Übung ist ein guter Einstieg, um ein Gespür dafür zu bekommen, wie gut sich Entspannung anfühlt, indem Sie zunächst willentlich einzelne Muskelgruppen anspannen und dann loslassen. Die Übung lässt sich sogar im Sitzen zwischendurch machen, wenn Sie das Gefühl haben, dass Sie zu unruhig sind, um sich hinzulegen, oder wenn Sie fürchten, dass Sie sich am Abend nicht mehr die Zeit dafür nehmen. Dann spannen Sie nur nacheinander die Füße, den Bauch, die Schulterblätter und das Gesicht an und lassen jeweils los. Eine Unze Praxis ist immer noch besser als eine Tonne Theorie. Weitere Entspannungsübungen zum Stressabbau finden Sie im Laufe der folgenden Kapitel.

ÜBUNG: AKTIVE ENTSPANNUNG

» Legen Sie sich bequem hin, und schließen Sie die Augen. Nehmen Sie Ihren Atem wahr, und beobachten Sie Ihre Gedanken und Gefühle. Alles, was auftaucht, darf wieder gehen. Lassen Sie Ruhe einkehren in Ihren Gedanken und Gefühlen.
» Lenken Sie Ihre Wahrnehmung auf den Atem. Sie können das Einatmen und Anspannen mit der Farbe Rot verbinden, das Ausatmen und Loslassen mit der Farbe Blau.
» Spannen Sie mit dem Einatmen die Füße an, und drücken Sie die Zehen Richtung Boden,
» lassen Sie die Spannung los, und atmen Sie dabei aus.
» Spannen Sie die Beine beim Einatmen an, und drücken Sie die Kniekehlen zum Boden,
» lassen Sie die Spannung los, während Sie ausatmen.
» Drücken Sie die Lendenwirbelsäule zum Boden, und ziehen Sie den Bauch dabei ein,
» lassen Sie los, während Sie ausatmen.
» Spannen Sie Arme und Hände beim Einatmen an,
» lassen Sie los beim Ausatmen.
» Drücken Sie die Schulterblätter und den Nacken zum Boden beim Einatmen,
» lassen Sie los beim Ausatmen.
» Spannen Sie den ganzen Körper an, ziehen Sie die Gesichtsmuskeln kräftig zur Mitte,
» lassen Sie los beim Ausatmen.

Wiederholen Sie die Übung mehrmals und spüren Sie nach.

AUF DEN PUNKT GEBRACHT

- Das Immunsystem ist eng verbunden mit Psyche, Nervensystem, Hormonsystem, Drüsen und Organen. Wichtig ist ein harmonisches Zusammenspiel.
- Stress ist ein machtvoller Gegenspieler des Immunsystems.
- Stress entsteht aus einem komplexen Zusammenwirken der Kräfte auf körperlicher, emotionaler und mentaler Ebene.
- Positiver Stress kann anregend und konstruktiv sein, negativer Stress schwächt das Immunsystem. Achtsamkeit und eine gute Selbstwahrnehmung sind gefragt, um zu erkennen, wann Stress zur Belastung wird.
- Das Nervensystem spielt beim Stressgeschehen eine entscheidende Rolle. Durch ausreichende Entspannungs- und Ruhephasen kann negativer Stress abgebaut werden.
- Entspannung kann auf verschiedene Weise erreicht werden: über die Muskulatur z.B. mithilfe von Yoga, Bewegung, Sport oder über bewusstes Loslassen von Gedanken und Gefühlen, Atem, innere Ruhe.
- Wir stärken unser Immunsystem, wenn wir gut für unseren Körper sorgen, achtsam mit unseren Gefühlen und Gedanken umgehen, soziale Kontakte pflegen und uns ausreichend Ruhe gönnen.

4. Kapitel:

Der holistische Mensch

Stellen Sie sich eine Kutsche vor, die von fünf Pferden gezogen wird. Oben sitzt der Kutscher, und im Inneren des Wagens befindet sich ein Reisender. Mit diesem Bild wird in einer der großen Weisheitsschriften Indiens, der *Katha-Upanisad,* die Situation des Menschen auf seiner Lebensreise beschrieben. Die Kutsche symbolisiert dabei unseren Körper. Die Pferde entsprechen den Sinnen, die uns ständig Wahrnehmungen aus der Außen- und Innenwelt vermitteln und uns so in Bewegung halten. Aus den Sinneseindrücken entstehen Wünsche, Begierden, Gefühle und die damit verbundenen Gedanken. Der Kutscher steht für den Intellekt, für das bewusste Ich, das zum einen die Sinneseindrücke zu bewerten und zu lenken und zum anderen die Vorgaben des Reisenden umzusetzen hat. Der Reisende in der Kutsche kennt das Ziel. Er steht für unsere individuelle Seele, *atma,* die in diesem Verständnis einer Art innerem göttlichen Kern verbunden ist. Von diesem indischen Begriff des *atma* hat sich C.G. Jung in seiner Definition des »Selbst« inspirieren lassen (siehe Seite 42).

Unsere Aufgabe ist es, so lehrt uns diese alte Weisheitsschrift, für das ganze Gefährt Sorge zu tragen: für den Körper und unser bewusstes Ich, das die Zügel in der Hand behalten muss, damit nicht nur unsere Gefühle und Begierden den Weg bestimmen. Auch müssen wir dafür sorgen, dass unser Ich in Verbindung bleibt mit dem Selbst, mit unserem inneren Zentrum. Das Selbst hat – wie im 2. Kapitel beschrieben – Zugang zu allen Ebenen unseres Seins, von hier aus muss die Wegweisung erfolgen.

Mein Augenmerk gilt in diesem Buch in erster Linie der Beziehung zwischen Immunsystem und Psyche und damit dem, was uns seelisch bewegt und unsere Gesundheit beeinflusst. Bevor wir uns den psychischen Aspekten von Gefühlen, Gedanken und Intuition zuwenden, beginnen wir zunächst mit dem »Gefährt«, unserem Körper. Hier spiegeln sich die Bewegungen der Psyche, und hier findet auch der innere Kampf statt, der dann dazu führen kann, dass chronischer Stress sich in diversen Beschwerden oder einer ernsten Erkrankung ausdrückt. In diesem Bereich haben wir viele Möglichkeiten, die Selbstheilungskräfte zu stärken, z.B. durch gute Ernährung, ausreichend Bewegung und regelmäßige Entspannung.

Der Körper als Ort der Wahrheit

Es gibt ein indisches Sprichwort, das sagt: Der Körper ist der Ort der Wahrheit. Das würde bedeuten, wenn wir glücklich sein wollen, sollten wir auch dafür sorgen, dass es unserem Körper gut geht. Auf diese Weise würden wir vermeiden, dass er nur noch die Möglichkeit hat, durch ein Symptom, durch einen Schmerz, darauf aufmerksam zu machen, dass etwas im Argen liegt.

Die Aktivierung der Selbstheilungskräfte beginnt damit, dass wir für unseren Körper sorgen, also darauf achten, was wir essen oder trinken, wie wir schlafen und ob wir auch tagsüber Ruhepausen einlegen. Nähe, Zärtlichkeit und angenehme Berührung sind ebenfalls förderlich für unsere Gesundheit, da sie ein unschätzbares Wohlgefühl vermitteln. Doch genauso wichtig ist die Zuwendung, die wir uns selbst schenken. Im 5. Kapitel, wenn es um die Heilkraft der Hände geht, finden Sie einige Hinweise, wie es Ihnen speziell durch heilende Berührung gelingen kann, Ihre Immunkräfte zu stärken (siehe Seite 143).

Zum Thema gesunde Ernährung gibt es so viele Bücher mit unterschiedlichen Theorien und Meinungen, dass ich hier nicht darauf eingehen kann. Nur so viel ist sicher: Eine ausgewogene Ernährung mit vielen frischen Zutaten liebt unser Körper am meisten. Aber auch die Art und Weise, wie wir unsere Nahrung aufnehmen, ist wichtig (siehe Seite 25).

Dem Darm kommt für unser Immunsystem und damit für unsere Gesundheit eine Schlüsselfunktion zu (siehe Seite 25) . Wenn Sie sich näher mit diesem Kraftwerk beschäftigen wollen, finden Sie im Anhang weiterführende Literatur. Unseren Darm bezeichnet man auch als »Bauchgehirn«. Denn er reagiert ähnlich wie das Gehirn auf Überlastung z.B. durch ein Übermaß an Anspannung und negativen Emotionen. In diesem Fall empfehle ich Ihnen besonders die Übungen zur Gedankenruhe im 5. Kapitel sowie die verschiedenen Entspannungsübungen.

Gesunder Schlaf und Träume

Ausreichend Schlaf gehört, wie wir im 1. Kapitel erfahren haben, zu den wichtigsten Voraussetzungen für ein gesundes Immunsystem. Während wir schlafen, schüttet unser Gehirn Hormone aus, die dafür sorgen, dass sich die Körperzellen erneuern. Das Immunsystem nimmt in der Nacht verstärkt den Kampf mit den Erregern auf. Ganz natürlich haben wir deshalb, wenn wir krank sind, das Bedürfnis zu ruhen und zu schlafen.

Auch unser Gehirn braucht Ruhe. Es kann dann die Informationen, die sich im Laufe des Tages angesammelt haben, sortieren und ins Langzeitgedächtnis übertragen. Anhaltender Schlafmangel schwächt also nicht nur unsere Abwehrkraft, sondern auch unser Gedächtnis und fördert u.a. das Auftreten von Depressionen. Doch auch Träume hängen von einer ausreichenden Schlafenszeit ab. Sie dienen einerseits ebenso dem Sortieren und Einordnen von Informationen, andererseits können uns Träume wichtige Erkenntnisse vermitteln.

So träumte eine Klientin, kurz bevor sie einen Vertrag in einer neuen Firma unterzeichnete, dass sie ein mageres Baby auf dem Arm hatte, das scheinbar am Verhungern war. Sie versuchte im Traum panisch mit einer Hand einen Brei auf dem Herd zu rühren und mit der anderen das Kind zu beruhigen. Dabei dachte sie völlig verzweifelt, dass das Kind sterben würde. Plötzlich erschien eine andere Frau mit einem dicken, runden Baby und lachte sie an. Die Klientin erwachte schweißgebadet und voller Panik. Bei einem anschließenden Gespräch in der Praxis stellte sich heraus, dass sie in ihrer Begeisterung über die erweiterten Möglichkeiten der neuen Position Wesentliches übersehen hatte. Interessanterweise hatte das mit einer anderen Frau zu tun, die eigentlich für die Stelle vorgesehen war und mit der sie hätte zusammenarbeiten müssen. Sie entschloss sich, abzusagen, sich stattdessen vorerst vorrangig ihrem »hungernden Baby« und damit sich selbst zuzuwenden und gut für sich zu sorgen.

Sie sehen, es kann sich lohnen, die Aufmerksamkeit zu schulen, um auf Träume zu achten und ihre Botschaft wahrzunehmen. Manchmal können dadurch sogar Krankheiten verhindert werden, beispielsweise weil man erkennt, unter welchen Belastungen man unbewusst leidet und was seelischen Stress verursacht. Die nachfolgende Übung soll Ihnen helfen, Ihre Achtsamkeit zu schulen, sodass wichtige Traumbotschaften Eingang in Ihr Bewusstsein finden.

ÜBUNG: TRÄUME EINLADEN

» Legen Sie neben Ihrem Bett Papier und Stift bereit.
» Halten Sie abends im Bett eine kurze Rückschau auf den Tag.
» Nehmen Sie bewusst wahr, was jetzt noch präsent ist, was Sie gerne behalten und was Sie gerne loslassen würden.
» Legen Sie zusätzlich unter Ihr Kopfkissen einen Zettel, auf den Sie Ihre Bitte um einen Traum schreiben. Sollte Sie gerade ein aktuelles Thema beschäftigen, so bitten Sie um

einen Traum zu diesem Thema. Wiederholen Sie das gegebenenfalls über mehrere Tage.

» Sollte sich ein Traum zeigen, schreiben Sie diesen sofort auf, Sie wissen, Träume verflüchtigen sich sehr schnell.
» Wenn möglich, versuchen Sie noch einmal die Augen zu schließen und bei diesem Traum zu bleiben, vielleicht erschließt er sich Ihnen noch mehr.
» Lesen Sie Ihre Aufzeichnungen zu Ihrem Traum nach ein paar Stunden noch einmal, und nehmen Sie sich danach Zeit für eine kurze Entspannung.
» Schließen Sie die Augen, und stellen Sie sich vor, Sie steigen an irgendeiner Stelle in diesen Traum ein, Sie träumen ihn sozusagen bewusst weiter. Sie können mit den Figuren des Traums, auch mit Ihrem Traum-Ich, in Kontakt treten, Fragen stellen oder Situationen verändern.
» Lassen Sie den Traum noch einige Tage nachwirken, und beobachten Sie, wie das Erlebte sich möglicherweise im alltäglichen Leben zeigt.

Wenn Einschlafen zum Problem wird

Die für unsere Gesundheit so wichtige Nachtruhe wird leider immer mehr zum Problem. Viele Menschen schlafen schlecht und fühlen sich tagsüber müde, erschöpft und unkonzentriert. In der Naturheilkunde kennen wir viele schlaffördernde Pflanzen wie Baldrian, Passionsblume oder Melisse, aber auch Melatonin oder Magnesium können vor allem in Zeiten großer Anspannung hilfreich sein. In erster Linie brauchen wir aber, wie man aus der Schlafforschung weiß, eine konsequente Schlafhygiene. Das bedeutet, dass wir wieder auf einen gesunden Lebensrhythmus achten und die Nacht nicht immer mehr zum Tag machen sollten. Aufregende Aktivitäten jeder Art sollten am Abend vermieden werden, um die innere Unruhe zu minimieren.

Schlafforscher empfehlen außerdem:

» Halten Sie feste Schlafzeiten ein.
» Nehmen Sie die letzte Hauptmahlzeit spätestens vier Stunden vor dem Schlafengehen ein.
» Benutzen Sie das Bett zum Schlafen (oder zum Kuscheln) und nicht zum Arbeiten.
» Nehmen Sie keine elektronischen Geräte mit ins Bett (Licht mit hohem Blauanteil, wie es LED-Bildschirme oder Mobiltelefone ausstrahlen, gilt als Wachmacher).
» Bleiben Sie gelassen, wenn Sie nicht schlafen können, d.h., gehen Sie nicht schon mit bestimmten Erwartungen ins Bett (»Ich muss sofort einschlafen« ...).

Setzen Sie sich mit den nachfolgenden Übungen nicht unter Druck, dass das Einschlafen sofort klappen muss. Sagen Sie Ihrem Körper, dass Sie ihm vertrauen und dass Sie schon genügend Schlaf bekommen werden. Sehen Sie die Übungen einfach als abendliches Wellnessprogramm, das Sie sich gönnen, um Ihr Nervensystem zu beruhigen. Übrigens können beide auch während des Tages zu einer heilsamen Entspannung führen.

ÜBUNG: EINSCHLAF-RITUAL

» Nehmen Sie wahr, wie Sie sich in Ihrem Bett oder auf der Unterlage fühlen. Spüren Sie die ganze Auflage des Körpers, Füße und Beine, den ganzen Rücken, Arme und Hände und den Kopf.
» Heben Sie dann zuerst das gestreckte rechte Bein etwa zehn Zentimeter von der Unterlage ab, während Sie langsam bis 10 zählen, dann das linke Bein. Wiederholen Sie dies zwei- bis dreimal. Diese Bewegung aktiviert das parasympathische Nervensystem, das für die Beruhigung des Körpers zuständig ist.

- Zählen Sie langsam entweder von 10 bis 1 (wenn Sie innerlich sehr unruhig sind, können Sie auch von 100 bis 1 zählen), und stellen Sie sich dabei vor, dass Sie mit jeder absteigenden Zahl eine Treppe tiefer nach unten gehen (siehe Seite 44).
- Am Boden angekommen, lassen Sie sich an einem idealen Entspannungsplatz nieder, wenn möglich in einer Hängematte oder einer bequemen Liege.
- Summen Sie innerlich oder tönen Sie innerlich OM, und stellen Sie sich vor, dass Sie sich dabei tiefer in die Unterlage einsinken lassen.

Auch die folgende Tiefenentspannung eignet sich gut, um sich auf den Schlaf vorzubereiten:

ÜBUNG: TIEFENENTSPANNUNG AUS DEM YOGA

- Beginnen Sie bei den Füßen, lassen Sie diese ganz locker, und wiederholen Sie zweimal: Füße entspannt.
- Nun gehen Sie weiter nach oben zu den Beinen und wiederholen auch hier zweimal: Beine entspannt.
- So gehen Sie mit Ihrer Aufmerksamkeit langsam immer weiter hoch über Becken, Bauch, Brust und Rücken, Schultern, Hände und Arme und wiederholen jeweils zweimal: ... entspannt.
- Widmen Sie sich dem Kopf etwas ausführlicher: Nacken, Hinterkopf, Kopfhaut, Stirn, Augen, Augenlider, Wangen, Mund, Nase, Kinn und wiederholen Sie jeweils zweimal: ... entspannt.
- Entspannen Sie noch einmal bewusst den ganzen Körper, und wiederholen Sie mehrmals: der ganze Körper entspannt.

Eine weitere gute Einschlafhilfe bietet auch Yoga Nidra, das zur Beruhigung von Körper und Geist dient (siehe hierzu Seite 119).

Die Heilkraft des Atems

»Im Atemholen sind zweierlei Gnaden:
die Luft einzieh'n, sich ihrer entladen;
Jenes bedrängt, dieses erfrischt,
so wunderbar ist das Leben gemischt.
Du danke Gott, wenn er dich presst,
und dank ihm, wenn er dich wieder entlässt.«[3]

Johann Wolfgang von Goethe drückt mit diesem Gedicht sehr poetisch die Polarität des Atems aus. Damit wird der Atem zum Lehrmeister für unser Leben, der uns zeigt, dass Festhalten und Loslassen gleichermaßen dazugehören. Diese Polarität kennzeichnet viele Aktivitäten unseres Körpers. Nur wenn wir Unverdautes oder giftige Abfallprodukte ausscheiden, können wir neue Nahrung aufnehmen und überleben. Das Ausscheiden von Abbaustoffen wie eliminierte Bakterien oder abgestorbene Zellen gehört auch für ein intaktes Immunsystem zu den wichtigen Voraussetzungen. Mit dem Einatmen nehmen wir sauerstoffreiche Luft auf, und mit dem Ausatmen geben wir verbrauchte, mit Kohlendioxid gesättigte Luft ab. Je mehr Sauerstoff wir einatmen, umso besser können unsere Zellen arbeiten.

Sie können Ihre Atmung und damit Ihre Selbstheilungskräfte ganz einfach anregen

- durch lange Spaziergänge an der frischen Luft,
- durch Bewegung, die Sie auch mal dazu bringt,

3 http://goethe.lingvisto.org/

dass Sie »nach Luft ringen«, wie z.B. beim Joggen oder schwungvollen Tanzen,

- indem Sie die Muskeln der sogenannten Atem-Hilfsmuskulatur durch Dehnübungen geschmeidig halten, damit eine möglichst große Beweglichkeit bis ins Alter erhalten bleibt; das sind z.B. die Muskeln der Zwischenrippen und die von Hals und Nacken,
- durch Atemübungen aus dem Yoga oder Qigong,
- durch morgendliche kneippsche kalte Wasserreize, bei denen es automatisch zum tiefen Durchatmen kommt,
- durch Singen.

Übungen zur Vertiefung und Beruhigung des Atems finden Sie auf Seite 116 im 5. Kapitel.

Die Macht der Gefühle

Gefühle haben eine enorme Macht, auch wenn uns diese Tatsache nicht immer bewusst ist. Kein Wunder, dass Gefühle häufig Forschungsobjekt verschiedener wissenschaftlicher Fachrichtungen waren und sind, die sich mit den biochemischen Reaktionen von Gedanken und Gefühlen in unserem Körper beschäftigen. Dabei spielt die Amygdala (Mandelkern) als Teil des limbischen Systems in unserem Gehirn bei der Verarbeitung von Gefühlen eine wichtige Rolle. Wir wissen heute, dass komplexe Verbindungen von Neurotransmittern und anderen Informationsmolekülen unsere Gefühle und unser Denken beeinflussen und umgekehrt. Diese Informationsmoleküle werden gebraucht, um Botschaften zwischen den Nervenzellen zu übermitteln. Zunächst erfolgt das mittels elektrischer Impulse von einer Nervenzelle zur anderen. Dafür benützen diese extrem dünne Verzweigungen und Äste (Dendriten und Neuriten), die jede Nervenzelle mit einer anderen verbindet. Dazwischen gibt es kleine Räume, Synapsen, die mit einer cerebrospinalen Flüssigkeit gefüllt sind, in der alle Gehirngewebe eingebettet sind. Die elektrischen Impulse und die damit verbundenen Informationen werden mithilfe der Neurotransmitter von einer Nervenzelle zur anderen gesendet. Dafür haben alle Körperzellen Rezeptoren wie lange Antennen an der Außenseite. Neurotransmitter, Rezeptormoleküle und Stoffe, die damit in Verbindung stehen, bezeichnet man als »Informationsmoleküle«. Unsere Gefühle und Gedanken gestalten ständig neue neuronale Muster, Wege der Kommunikation zwischen Teilen des Gehirns und unserem Körper. Jedes neuronale Muster spiegelt also auch ein biochemisches Muster in unserem Körper wider, das aus einer Mischung von Informationsmolekülen besteht. Dabei ist das menschliche Gehirn zeitlebens umbaufähig. Wir sprechen von neuronaler Plastizität, um das Phänomen zu beschreiben, dass sich einzelne Synapsen, Nervenzellen und ganze Gehirnareale lebenslang nutzungsabhängig verändern können. Dieser natürliche Prozess ermöglicht es dem Organismus, auf Veränderungen zu reagieren und sich diesen anzupassen. Wie Prof. Hüther schreibt, ist es also »nie zu spät, sich aus diesen gebahnten Mustern des eigenen Denkens, Fühlens und Handelns wieder zu lösen...«.[4]

Die Wirkung von belastenden Gefühlen

Wir können also über diese Wege Einfluss nehmen: Wenn wir unsere Gefühle und Gedanken beeinflussen, gestalten wir eine jeweils andere Realität in unserem Körper. Für die Aktivität unserer Selbstheilungskräfte ist das von größter Bedeutung: positive Gefühle stärken sie, negative schwächen sie auf Dauer. Aber dazu müssen wir vor allem die Gefühle kennenlernen und verstehen, was sie verursacht und wie wir sie verändern können.

4 https://www.gerald-huether.de/free/Weihnachtsbotschaft_2018.pdf

Zu den belastenden Gefühlen gehören: Neid, Hass, Ohnmachtsgefühle, Wut und Ärger, Angst, lang anhaltende oder nicht verarbeitete Trauer, übermäßige Sorge um andere, Nicht-verzeihen-Können, Gefühle von Abhängigkeit, Einsamkeit usw. Zwar gehören auch all diese Gefühle nun mal zur menschlichen Spezies, und wir werden sie kaum für immer aus unserem Leben verbannen können, aber wir können lernen, besser mit ihnen umzugehen. Wir können sie als Entwicklungspotenzial benutzen, in dem wir handeln, aktiv werden, Entscheidungen treffen, um sie loszulassen oder umzuwandeln, anstatt mit Aggression nach innen oder außen zu reagieren.

Drei Gefühlszustände, die in extremen Situationen, wie beispielsweise in der Corona-Pandemie besonders zum Tragen kommen und die in enger Verbindung mit emotionalem, chronischem Stress stehen, habe ich ausgewählt, um sie etwas näher zu beleuchten: Angst, Ärger/Wut und Einsamkeitsgefühle:

» **Angst** steckt hinter vielen Problemen unseres Lebens, auch wenn uns das manchmal nicht klar ist. Haben wir Angst, läuft ein körperliches Überlebensprogramm ab, das noch aus der Urzeit der Menschheit stammt. Es springt immer noch zuverlässig an, egal, ob der Auslöser es notwendig macht oder nicht. Es lohnt sich also, der Angst auf die Spur zu kommen und mit ihr umgehen zu lernen, denn auf Dauer kann Angst ebenso die Ursache für übermäßige Anspannung sein wie für Depression oder für Herzbeschwerden.
» **Ärger/Wut** habe ich gewählt, weil es ein weitverbreitetes Phänomen ist. Allein im Straßenverkehr sehen wir, wie schnell Ärger aufflammt, wenn der erste Fahrer an der Ampel nicht schnell genug losfährt. Unterdrücken wir Gefühle von Ärger und Wut ständig, können diese Gefühle sich auch als eine Form von Depression »maskieren«. Manchmal macht erst ein körperliches Symptom wie ein Magengeschwür

deutlich, wie oft ein Mensch Ärger erlebt, ohne sich dessen wirklich bewusst zu sein.

» Einsamkeitsgefühle führen in unserer modernen Welt immer häufiger zu psychischen Problemen oder zu Suchterkrankungen. Es gibt heute wesentlich mehr Single-Haushalte als früher. Dass mehrere Generationen noch selbstverständlich unter einem Dach leben, ist in den letzten Jahrzehnten immer seltener geworden. Die emotionale Stressbelastung, die dadurch durch alle Altersgruppen hinweg entsteht, ist ebenfalls eine Bedrohung für unser Immunsystem und schwächt unsere Selbstheilungskräfte.

Angst – (k)ein guter Ratgeber?

»Der Hund riecht, dass Sie Angst haben«, sagte die alte Bäuerin, als sie bemerkte, dass ihr ansonsten eher freundlicher großer schwarzer Hofhund heute knurrend vor mir stand. Tatsächlich war es mir etwas mulmig zumute, obwohl ich eigentlich sonst nie Angst vor Hunden habe. Und tatsächlich kann ein Hund Angst riechen, denn unser Schweiß verändert sich sofort, wenn wir uns fürchten. Dieser »Angstschweiß« ist anders als der Schweiß, der uns sanft den Rücken hinunterrinnt, während wir gemütlich in der Sonne liegen. Außerdem spiegelt sich Angst in der Regel recht deutlich in unserer Körperhaltung wider wie hochgezogenen Schultern oder einer schützenden Armstellung.

Was löst bei Ihnen Angst aus, und wie erleben Sie die Angst? Vielleicht in Form von Herzrasen oder als flaues Gefühl im Magen? Angst kann sich in vielen körperlichen Symptomen zeigen, von weichen Knien über eine Gänsehaut bis hin zu plötzlich auftretendem Durchfall.

Die Stressreaktion im Körper

Schauen wir uns am Beispiel meiner Begegnung mit dem schwarzen Hund noch einmal genauer an, was in unserem Körper passiert. Zunächst nehmen die Sinnesorgane den Hund wahr, ich sehe, dass er drohend vor mir steht, ich höre, dass er knurrt. Diese Informationen werden ans Großhirn gemeldet und dort offensichtlich als gefährlich eingestuft. Von dort werden sie zum limbischen System weitergeleitet, das für die Verarbeitung von Gefühlen zuständig ist. Von hier aus werden über den Hypothalamus Reaktionen veranlasst. Über die Nervenbahnen werden über die Nebennieren Stresshormone wie Adrenalin ausgeschüttet, die für Flucht- und Kampfreaktionen im Körper zuständig sind. Beide Äste des vegetativen Nervensystems – Sympathikus und Parasympathikus – werden aktiviert. Der Sympathikus tritt zuerst in Aktion: Herzschlag und Blutdruck werden erhöht, die Gefäße der Haut verengt, Hitze entsteht durch die nervöse Erregung (und dadurch auch Angstschweiß) usw. Klingt die Angst ab, regelt der Parasympathikus die Gegenreaktionen, d.h., die Herztätigkeit normalisiert sich, der Blutdruck sinkt usw. Bei einem intensiven Panikanfall kann es sein, dass Sympathikus und Parasympathikus gemeinsam aktiv werden, was man sich als ziemlich turbulentes Geschehen in unserem Körper vorstellen kann.[5]

Dieser Vorgang ist schon seit Urzeiten eine automatische Reaktion, um unser Leben zu retten. Wenn ein Fressfeind hinter uns her war, sollten wir schnell auf einen der notwendigen lebenserhaltenden Reflexe zurückgreifen können, nämlich kämpfen, flüchten oder uns tot stellen. Heute begegnet uns im Alltag kein Säbelzahntiger oder Urlöwe mehr. Dennoch funktioniert das System noch genauso zuverlässig. Das Gefühl der Angst soll uns heute wie damals vor Gefahren warnen, wie beispielsweise eine Skipiste hinunterzufahren, der man nicht gewachsen ist, oder durch einen See zu schwimmen, wenn das Wasser zu kalt ist. Es gibt also durchaus berechtigte Ängste, die wir ernst

5 https://www.angst-panik-hilfe.de/koerperreaktionen-angst.html

nehmen sollten. Deshalb lohnt es sich auch, sich mit dem Thema Angst zu beschäftigen und sich Fragen zu stellen wie:

» Welche Ängste halten Sie in Ihrem Leben für berechtigt, und welche Ängste halten Sie lediglich davon ab, Ihr Leben in die Hand zu nehmen?
» Haben Sie Angst, nicht zu genügen, oder plagt Sie die Angst, andere zu verletzen oder zu verärgern?
» Haben Sie Angst vor dem Gefühl der Machtlosigkeit und der Überwältigung durch andere?
» Welche Ängste kennen Sie aus Ihrer Kindheit – wie sieht es heute damit aus?
» Was hat sich im Umgang mit Angst bisher in Ihrem Leben bewährt?

Angst erkennen und auflösen

Dieses Innehalten, diese Innenschau, um Ihren Ängsten auf die Spur zu kommen, möchte ich Ihnen wirklich ans Herz legen. Auf diese Weise erfahren Sie mehr über sich selbst und finden heraus, ob Sie Hilfe brauchen, um belastende Ängste aufzulösen. Sie können auch erkennen, welche Ängste *keinen* wirklichen Sinn mehr ergeben und wie eine angemessene Reaktion darauf aussehen könnte. Angenommen, Sie haben Angst vor der Reaktion Ihrer Chefin oder Ihres Chefs, wenn Sie zugeben, dass Sie die Arbeit, die man von Ihnen erwartet, nicht bewältigen können. In diesem Fall sind wohl weder Kampf-, Flucht- noch der Erstarrungsreflex zielführend. Hier stimmt das Sprichwort, das besagt, dass Angst kein guter Ratgeber ist. Der richtige ist hingegen Ihr inneres Selbst, das sowohl Zugang zu Ihrem logischen Verstand hat als auch zu den Inhalten des Unbewussten. So wird es Ihnen möglich zu erkennen, dass die aktuelle Situation Sie z.B. an eine Situation in Ihrer Kindheit erinnert, in der Sie sich überfordert fühlten und keine Chance hatten, sich gegen eine Autoritätsperson zu wehren. Und dass Sie jetzt erwachsen und sehr wohl in der Lage sind, die Verantwortung für sich zu übernehmen und für sich zu sorgen. Der Chef ist nicht Ihr Vater, und Sie müssen nicht »aufessen«, was auf den Tisch kommt.

»Angst essen Seele auf«

Gerade jetzt, während dieses Buch entsteht, ist es die Angst vor dem weltumgreifenden Virus COVID-19 und seinen Mutationen, die uns in Atem hält. Es ist eine unsichtbare Gefahr, die unsere Sinne nicht erfassen können, das verstärkt die Unsicherheit. Aber auch hier gilt, dass die Angst nicht unser Leben bestimmen sollte, sie darf uns nicht in einen Dauerstress versetzen, da das am Ende unserer Gesundheit schadet, auch wenn wir rein körperlich vom Virus verschont bleiben. Gerade am Beispiel der Pandemie kann man sehen, dass die Angst zum einen die wichtige Funktion hat, uns auf geeignete Schutzmaßnahmen aufmerksam zu machen, zum anderen aber nicht überhandnehmen und zu einer Schwächung unseres Immunsystems führen sollte.

»Angst essen Seele auf« behauptet der marokkanische Gastarbeiter Ali in dem gleichnamigen Filmklassiker von Rainer Werner Fassbinder aus dem Jahr 1974. Dieses Bild hat mich damals schon tief berührt, und ich habe bisher noch in keinem anderen Werk ein treffenderes gefunden. Der Film beschreibt die Geschichte von Emmi, einer über 60-jährigen verwitweten Putzfrau, die sich in einen über 20 Jahre jüngeren Marokkaner verliebt, dessen Deutschkenntnisse nicht die besten sind. Das Paar wird zunächst von allen Seiten angefeindet und Emmi von ihren Kindern und Nachbarn geschnitten, was ihr sehr wehtut und vor allem Angst macht. Als sie dies Ali unter Tränen gesteht, beruhigt er sie zärtlich damit, dass sie doch keine Angst haben solle, denn »Angst essen Seele auf«. Ali meint mit seinem Bild nicht in erster Linie die körperlichen Reaktionen, die ich vorher beschrieben habe. Er meint die Enge, die bereits in den alt- bzw. mittelhochdeutschen Worten *angest* oder *angust* (eng-bedrängend) verborgen ist. Die Enge, die sich um die Seele legt wie ein Reifen und sie nicht mehr atmen lässt. Wenn wir von Ängsten überwältigt und innerlich eng werden, hat kein anderes Gefühl Platz, nicht das Staunen, nicht die Freude oder die Liebe.

Daher ist es wichtig, sich regelmäßig bewusst zu machen, was in uns vorgeht, und entsprechend gegenzusteuern. Achtsamkeitsübungen aller Art sind eine gute Methode, um sich immer wieder unserer Auslöser-Reaktions-Muster bewusst zu werden. Denn wenn wir immer wieder gleich reagieren, kann sich nichts ändern.

Macht Ärger grün und blau?

Vor vielen Jahren gab es eine Fernsehwerbung, die irgendwie in meinem Kopf geblieben ist, vielleicht weil es damals so wenige Sendungen zu sehen gab. Es war das HB-Männchen. HB steht für eine Zigarettenmarke und das gezeichnete Männchen hatte in diesem Werbespot mit mehreren ärgerlichen Situationen zu tun und regte sich immer mehr auf. Schließlich sprang es vor Wut in die Luft, wie seinerzeit Rumpelstilzchen, das wohl Pate gestanden hatte. Am Ende sagte eine sonore Stimme: »Wer wird denn gleich in die Luft gehen? Greife lieber zu HB.« Und während das HB-Männchen entspannt auf die Erde zurückschwebte: »Dann geht alles wie von selbst!« Andere Werbespots empfahlen den Ärger »herunterzuspülen« möglichst mit einem hochprozentigen Getränk. Natürlich waren das keine guten Ratschläge, denn Ärger bzw. seine Steigerung Wut lässt sich nicht so ohne weiteres in Luft auflösen. Das Gefühl führt unweigerlich zu einer deutlich spürbaren körperlichen Reaktion, die u.a. durch eine besonders blasse oder rote Gesichtsfarbe sichtbar wird. Die Redewendung »Ich ärgere mich grün und blau« kennen Sie vermutlich auch. Aber auch Sprüche wie »sich schwarz ärgern« oder der »lodernde« Zorn zeigen, dass Ärger und Wut etwas sehr Heftiges sind. Das Rumpelstilzchen zerplatzt schließlich sogar vor Wut. Weit hergeholt?

Nicht unbedingt. In unserem Körper kann das Platzen eines Gefäßes, das dem Druck der aufsteigenden Wut nicht mehr standhält, eine ähnlich verheerende Wirkung haben!

Ärger konstruktiv Ausdruck verleihen

Dabei haben Gefühle wie Ärger oder Wut durchaus ihre Berechtigung. Ähnlich wie die Angst haben sie eigentlich eine Warnfunktion, beispielsweise wenn jemand unsere Grenze ständig überschreitet, uns beleidigt oder unsere Rechte einschränkt. Wenn wir berechtigtem Ärger und berechtigter Wut auf eine konstruktive Weise Ausdruck verleihen, indem wir z.B. deutlich Stopp sagen und die Dinge klar ansprechen, hat der Ärger keine negativen Auswirkungen auf uns.

Ähnlich wie vorher bei der Angst beschrieben, setzen Ärger und Wut Stressreaktionen in Gang wie einen rasenden Puls, einen erhöhten Blutdruck usw. Auch hier tritt der Sympathikus in Aktion und bringt den ganzen Körper auf Hochtouren.

Schwierig wird es, wenn sich Ärger und Wut nicht mehr abbauen lassen, sich gegen alles und jeden richten oder mit Macht verdrängt werden und unterschwellig an uns »nagen«. In beiden Fällen wird dieses Gefühl zu einer großen Belastung für das Immunsystem. Dabei scheint ein gelungener Umgang mit Wut weder zu sein, die Wut spontan auszuleben, da dies selten etwas Gutes bewirkt, noch, dieses mächtige Gefühl zu unterdrücken. Besser wäre es bei akuter Wut zunächst, ein paarmal tief durchzuatmen, bevor man reagiert, bzw. lieber eine Nacht darüber zu schlafen und die Situation am anderen Morgen genauer zu betrachten. In diesem neuen Licht sieht die Situation meist etwas anders aus, oder es zeigt sich zumindest ein Weg, angemessen damit umzugehen. Schwelender Wut sollte unbedingt auf den Grund gegangen werden, auch wenn es vielleicht schmerzlich ist. Wichtig ist die Erkenntnis, dass es doch immer unser eigenes Gefühl bleibt, für das wir Verantwortung übernehmen müssen, auch wenn der Ärger oder die Wut durch andere Menschen und äußere Situationen ausgelöst werden. Wie die Angst hat auch der Ärger in der Regel eine lange Geschichte in unserem Leben und braucht gegebenenfalls eine psychologische Aufarbeitung.

Dem Ärger auf der Spur

Ähnlich wie beim Thema Angst schlage ich vor, sich einige Fragen zu stellen, um auch diesen Gefühlen in Ihrem Leben auf die Spur zu kommen:

» Welches Muster im Umgang mit Wut und Ärger kennen Sie aus Ihrer Kindheit? Haben Sie diese Gefühle verdrängt und hinuntergeschluckt, weil Sie Angst vor der Reaktion der Menschen um Sie herum hatten? Oder wurden Sie schnell wütend und haben das deutlich gezeigt?
» Wie haben Menschen in Ihrer Umgebung darauf reagiert?
» Wie gehen Sie heute mit Ärger und Wut um?
» Haben Sie bereits wirkungsvolle Strategien für sich entwickelt, um mit Ärger und Wut umzugehen?
» Wie reagiert Ihr Körper, wenn Sie ärgerlich oder wütend sind?

Auch bei diesen Gefühlen gilt: Regelmäßige Innenschau und Entspannungsübungen können helfen (siehe auch der Umgang mit negativen Gefühlen ab Seite 76). Scheuen Sie sich nicht, gegebenenfalls auch therapeutische Hilfe zu suchen, wenn Sie feststellen, dass der Ärger sehr tief sitzt.

Wenn uns die Bindung zu anderen fehlt – Einsamkeit

Der Mensch als soziales Wesen ist zum Überleben auf der körperlichen und seelischen Ebene auf den Kontakt mit anderen angewiesen. Besonders schmerzhaft empfinden wir die Einsamkeit auch in Form von Verlassenheitsgefühlen und Traurigkeit. Die Sehnsucht nach Liebe, nach einem Partner oder einer Partnerin, nach Geborgenheit ist ein Grundbedürfnis des Menschen. Diese nicht erfüllte Sehnsucht ist ein häufiges Thema in der therapeutischen Arbeit. Es sind zum einen die stillen und unauffälligen Menschen, die sich ihrer Einsamkeit bewusst sind und besonders darunter leiden. Gerade weil sie andere nicht mit ihren Gefühlen belasten wollen, werden sie oft zu wenig beachtet. Sie muss man ermuntern, keine Angst zu haben, andere Menschen zu kontaktieren und gegebenenfalls um Hilfe zu bitten. Zum anderen sind es Menschen, denen nicht bewusst ist, dass die belastende Unzufriedenheit, die sie empfinden, dem Gefühl der Einsamkeit entspringt. Nicht selten werden sie von anderen als nörgelnd oder fordernd wahrgenommen, und so bleiben auch sie mit ihrer Sehnsucht allein. In diesem Fall wäre eine ehrliche Selbstwahrnehmung notwendig und auch die Bereitschaft, zu Gefühlen wie Einsamkeit zu stehen.

Eine Belastung für Körper und Seele

In den Medien gewinnt dieses Thema gerade heute immer mehr an Bedeutung. Einsamkeitsgefühle werden inzwischen häufiger als Ursachen für psychosomatische Erkrankungen gesehen und auch für eine Schwächung des Immunsystems verantwortlich gemacht, wie die Ergebnisse mehrerer Studien gezeigt haben. Die Studie eines Forscherteams der University of Chicago von 2011 belegt, dass einsame Menschen z.B. schlechter schlafen, was, wie Sie bereits wissen, auf Dauer der Gesundheit schadet. Einige Experten konnten zudem nachweisen, dass durch Einsamkeitsgefühle Stress und Schmerzen schlimmer empfunden werden. Auch die Neigung zur Suchtabhängigkeit steigt. Zudem hemmt die Einsamkeit die Tätigkeit des Immunsystems und fördert die Neigung zu Entzündungen und Infektanfälligkeit, sodass Betroffene leichter krank werden.[6] Auch entsprechende Studien in

6 https://www.wissen.de/einsamkeit-wenn-uns-die-bindung-zu-anderen-fehlt, 11.12.2020

Altenheimen haben bereits bewiesen, was eigentlich offensichtlich ist: dass Besuche von Angehörigen oder Kontakte mit Personal und die damit verbundene Zuwendung die physiologischen Prozesse im Nerven- und Immunsystem der Heimbewohner*innen positiv beeinflussen.

Selbst Kinder leiden inzwischen unter Einsamkeit, der sie nur noch mithilfe von sogenannten sozialen Medien begegnen können. Viele Kinder und Jugendliche wachsen nicht mehr im Familienverbund oder gemeinsam mit mehreren Menschen auf. Sie sind oft stundenlang allein zu Hause und fühlen sich vermehrt einsam und isoliert.

Einsamkeitsgefühle können lähmend wirken und z.B. jeden körperlichen Impuls zur Bewegung unterdrücken. So kann eine Spirale aus Lähmung, Sucht und am Ende Krankheit entstehen.

Seit Auftreten der Corona-Pandemie betrifft das Problem der Einsamkeit weite Teile der Bevölkerung – unabhängig vom Alter. Denn aufgrund der Bestimmungen haben Millionen Menschen ihre sozialen Kontakte eingeschränkt. Erste Untersuchungen wie beispielsweise die Studie des Bundes für öffentliche Verwaltung zeigen bereits, dass nach einer Quarantäne die Häufigkeit von Angst- und Schlafstörungen sowie Depressionen bei Frauen und Männern jeden Alters höher ist. Vor allem Singles, die auch keine sozialen Kontakte durch den Arbeitsplatz haben, trifft die Einsamkeit während eines Lockdowns am stärksten, so Experten.[7]

Der Einsamkeit auf der Spur

Zunächst schlage ich Ihnen vor, sich mit den nachfolgenden Fragen zum Umgang mit der Einsamkeit zu beschäftigen:

» Welches Muster im Umgang mit Einsamkeit kennen Sie aus Ihrer Kindheit? Haben Sie diese Gefühle verborgen, weil Sie

7 https://www.wissen.de/einsamkeit-wenn-uns-die-bindung-zu-anderen-fehlt, 11.12.2020

einen anderen Menschen in Ihrer Familie nicht belasten wollten? Oder haben Sie z.B. viel geweint und waren sich Ihrer Einsamkeit bewusst?

» Wie haben Menschen in Ihrer Umgebung darauf reagiert?
» Wie gehen Sie heute mit Einsamkeitsgefühlen um?
» Haben Sie bereits wirkungsvolle Strategien für den Umgang damit entwickelt?
» Wie reagiert Ihr Körper, wenn Sie sich einsam fühlen?

Belastende Gefühle wandeln

Was also können wir konkret tun mit den vielen schwierigen Gefühlen, die am Beispiel von Angst, Ärger, Wut und Einsamkeit aufgezeigt wurden und die uns nicht nur in extremen Zeiten plagen? Wir wissen, dass sie nicht nur unsere Lebensfreude und unsere Lebensenergie schwächen, sondern auch unser Immunsystem spürbar belasten. Der erste hilfreiche Schritt ist immer, sich dieser Gefühle bewusst zu werden und zu verstehen, dass sie in gewisser Weise zu uns gehören. Selbstabwertung und Selbstkritik sind hier keine guten Ratgeber. Im Gegenteil wäre es wichtig, positive Gefühle zu entwickeln wie Selbstliebe und Selbstakzeptanz, d.h., sich anzunehmen mit Licht und Schatten. So werden wir jedenfalls leichter mit negativen belastenden Gefühlen umgehen können. Im Folgenden stelle ich Ihnen verschiedene Herangehensweisen vor, sich mit negativen Gefühlen auseinanderzusetzen. Den nachfolgenden »Merkzettel« können Sie als eine Erste Hilfe im Umgang mit diesen Gefühlen betrachten.

»Merkzettel« für den Umgang mit negativen und belastenden Gefühlen

Achtsamkeit üben

Nur mithilfe der Achtsamkeit können Sie frühzeitig wahrnehmen, was in Ihnen gerade abläuft. Sie können erkennen, wie sehr ein Gefühl sie bewegt und belastet, und einen Abstand dazu herstellen. So können Sie die Reizreaktion unterbrechen und sich bewusst machen, wie Sie reagieren möchten, ohne reagieren zu müssen (Achtsamkeitsübung siehe Seite 160).

Atmen

In einer Schrecksituation vergessen wir fast zu atmen, wir halten den Atem an oder atmen ganz flach, anstatt ihn intensiv und bewusst wahrzunehmen. Doch nur dann können wir das Ausatmen vertiefen, durchatmen, was sofort eine beruhigende Wirkung über den Parasympathikus auf den Körper hat. Beobachten Sie für eine paar Momente den Atem, bevor Sie tiefer oder langsam atmen.

Den Kopf einschalten

Etwas ruhiger geworden, können Sie die Situation nüchterner betrachten und wenn möglich im Nachhinein auch analysieren (siehe Übung Seite 118).

Haben Sie keine Scheu davor, auch zu Ihren negativen Gefühlen zu stehen. Denken Sie daran, dass wir alle mit diesen Gefühlen zu kämpfen haben. Sprechen Sie mit vertrauten Menschen oder suchen Sie psychotherapeutische Hilfe, um negative Gefühle zu verstehen und einordnen zu können. So verhindern Sie, dass diese Gefühle in Ihnen ein Eigenleben führen.

Üben Sie Verzeihung, es befreit von negativem Ballast und öffnet Ihre Psyche für das Gute im Leben (siehe Übung Seite 165).

Optimistisch bleiben

Bleiben Sie optimistisch, auch wenn Sie negative Erfahrungen mit jemandem oder mit etwas gemacht und sich zu Recht geärgert haben. Denken Sie daran, jeder Moment ist eine Chance, das Leben neu zu erleben. Ansonsten bewerten Sie immer wieder aus der alten Erfahrung das, was neu auf Sie zukommt (auf dem Weg zum Optimisten hilft Ihnen zunächst Akzeptanz oder Gelassenheit – siehe z.B. Übungen Seite 135, 164, 174).

- Haben Sie Geduld, wenn Ihnen das nicht sofort gelingt, denn die alten Muster sind hartnäckig und haben sich oft schon in der Kindheit entwickelt.
- Beschäftigen Sie sich mit ihrem »inneren Kind«, das über große positive Ressourcen verfügt und das es zu verstehen und zu heilen gilt (siehe unten).
- Nutzen Sie die Kraft der Affirmationen, um sich immer wieder daran zu erinnern, z.B. »Ich atme tief durch, betrachte die Situation wie von außen und bleibe gelassen« (siehe Seite 141).

Das innere Kind heilen

Bereits in der Kindheit entstehen die Muster, wie wir Gefühle erleben und mit ihnen umgehen. Vielleicht haben wir gelernt, Ärger zu unterdrücken, um nicht abgelehnt zu werden, vielleicht haben wir die Wut immer ausagiert, weil das die einzige Möglichkeit war, Aufmerksamkeit zu bekommen, nach dem Motto »besser negative als gar keine«. Vielleicht hatten wir schon früh Angst vor dem Ärger und der Wut anderer und haben dadurch unsere eigenen Gefühle gar nicht wahrgenommen. Vielleicht durften wir Trauer über die Trennung der Eltern nicht zeigen, weil wir einen Elternteil nicht damit belasten wollten. Diese Kindheitserfahrungen, wie wir mit Gefühlen umgegangen sind, tragen wir ein Leben lang in uns. Sie bestimmen unser Verhalten mehr, als uns bewusst ist. Wir sprechen deshalb heute von dem »inneren Kind«, das einen Teil unserer Psyche darstellt, der beachtet werden möchte. Aus der therapeutischen Erfahrung kennen wir die wichtige Bedeutung der Arbeit mit dem »inneren Kind«, mit seinen Bedürfnissen und auch seinem Kummer. In den Anfängen meiner eigenen therapeutischen Arbeit wurden wir deshalb ermutigt, Ärger und Wut zum Ausdruck zu bringen. Wir sollten z.B. Kissen mit Stöcken traktieren oder wie ein trotziges Kind auf den Boden trampeln, um verdrängte, gestaute Emotionen aufzulösen. Heute weiß ich, dass das innere Kind zu heilen zum einen bedeutet anzuerkennen, dass es wütend, trotzig, traurig sein darf. Für mich als Erwachsene heißt das, dass ich nicht immer funktionieren muss, sondern auch zu den im Allgemeinen weniger akzeptierten Gefühlen wie Wut oder Ärger stehen darf. Zum anderen und in erster Linie braucht das innere Kind aber Liebe und Zuneigung, unsere eigene mütterliche und väterliche Aufmerksamkeit, gerade wenn wir sie von unseren Eltern nicht in dem Maße bekommen haben, wie wir es gebraucht hätten. Die Vergangenheit können wir nicht ändern, aber das Jetzt. Wir können uns Zeit für uns gönnen, für das Leichte und Spielerische im Leben. Wir können liebevoll auch mit den inneren Anteilen umgehen, die schwierig sind und vielleicht in unserer Kindheit abgelehnt oder bestraft wurden. Erstaunt werden wir dann feststellen, dass sich dadurch manches negative Gefühl wandelt. Durch achtsames Wahrnehmen unserer Innenwelt und damit auch des inneren kindlichen Teils können wir erkennen, wo wir Bedürfnissen nachgehen müssen und wo es auch manchmal wichtig ist, Nein dazu zu sagen. Bei der Heilung des inneren Kindes geht es also in erster Linie um innere Achtsamkeit, um Liebe zu sich selbst und Liebe zu dem inneren kleinen Kind, das lebenslang in uns eine Heimat haben sollte.

Nachfolgend stelle ich Ihnen noch eine Übungspraxis vor, die ihren Ursprung in den jahrtausendealten vedischen Schriften des Hinduismus hat. Ich möchte Sie einladen, nun auf etwas spielerische Weise mit Ihren Gefühlen umzugehen und sich dabei von *Rasa-Sadhana* inspirieren zu lassen.

»Gefühle-Fasten« – Gefühle meistern

Rasa-Sadhana, die Praxis des »Gefühle-Fastens« bzw. das Wissen um die grundlegenden Gefühlszustände des Menschen, fand Eingang in die Welt des religiös und mythologisch motivierten

Theaters Indiens, wie es auch heute noch gepflegt wird. Dabei werden neun verschiedene Grundstimmungen oder Grundgefühle beschrieben, die der Schauspieler oder die Tänzerin so ausdrücken muss, dass der Zuschauer sie auch bei schnellem Wechsel erkennen kann. Bei der Darstellung spielen kleinste Details wie Fuß-, Hand- oder Fingerhaltungen oder Augenbewegungen eine Rolle. Dahinter steht aber nicht nur die Idee der Unterhaltung. Die Rasa-Lehre will auf die Vielfalt der Gefühle aufmerksam machen und auf ihre Bedeutung für uns Menschen. Gleichzeitig will sie uns vermitteln, dass wir für unsere Gefühle verantwortlich sind, d.h., dass wir sie willentlich verändern können. Fasten bedeutet in diesem Zusammenhang, nicht automatisch auf einen Außenreiz zu reagieren, sondern das jeweilige negative Gefühl erst einmal bewusst wahrzunehmen. In einer fast spielerischen Art könnte man sich dann entscheiden, stattdessen ein anderes, positives Gefühl zu entwickeln und es auch durch Mimik oder Gestik darzustellen. Heute wissen wir, dass bereits eine bewusst veränderte Mimik psychische und körperliche Wirkungen hervorrufen kann. Heben Sie z.B. für ca. 20 Sekunden die Mundwinkel wie beim Lächeln, und beobachten Sie, was passiert. Entsprechende Studien zeigen nämlich, dass bereits durch diesen symbolischen Akt Glückshormone ausgeschüttet werden.[8]

Wenn im Fall unserer *Rasa*-Übung die jeweilige negative Emotion dennoch in den Vordergrund rückt, sollte diese nicht unterdrückt, sondern zunächst achtsam wahrgenommen und wenn möglich analysiert werden. In der *Rasa*-Lehre geht man davon aus, dass diese neutrale Betrachtung dem Gefühl ein Stück weit die Macht über uns nimmt. Ziel dieser Übungspraxis ist es vor allem, die weniger wünschenswerten Gefühle besser kennenzulernen, um mit ihnen umgehen zu können bzw. sie durch

8 https://psycnet.apa.org/record/2020-32759-001

positive zu ersetzen. Auch hier bedarf es wieder der Achtsamkeit, um ein Gefühl überhaupt wahrzunehmen, bevor wir wie auf Knopfdruck reagieren. Grundsätzlich geht es also um Bewusstheit und um die Erkenntnis, dass wir die Gefühle meistern können – bildlich gesprochen, die Pferde als Möglichkeit der Fortbewegung nutzen können, ohne uns ihnen auszuliefern oder sie zu erwürgen, weil wir Angst vor ihnen haben.

Wie Sie konkret vorgehen können

Grundsätzlich wird empfohlen, negative, belastende Rasas z.B. in spielerischer Form durch positive zu ersetzen. So können Sie, wenn Sie ärgerlich sind, wie ein Schauspieler für einen Moment Freude oder Erstaunen darstellen und dabei Mund- und Augenwinkel etwas heben, tief durchatmen, an eine nette Begegnung denken usw. Dadurch wird sich zwar der Ärger nicht auflösen, aber für einen Moment gewinnen Sie Abstand, Ihr Körper kann sich kurz entspannen, und Ihre Energie bleibt im Fluss. So können Sie leichter entscheiden, welche Reaktion der Ärger erfordert. Wenn Sie feststellen, dass ein Gefühl immer wieder auftaucht, sollten Sie ihm besondere Aufmerksamkeit widmen und darauf achten, dass Sie es so oft wie möglich durch ein anderes positives ersetzen, bzw. gegebenenfalls therapeutischen Rat einholen. Sie sollten also z.B. für einen bestimmten Zeitraum auf eine Gefühlsreaktion »verzichten«, wie man beim Fasten auf etwas Bestimmtes verzichtet.

Die Rasas im Einzelnen

Der Vollständigkeit halber finden Sie hier eine Aufzählung aller neun Rasas, auch wenn das Augenmerk in der beschriebenen Übung des »Gefühle-Fastens« auf den negativen Gefühlen liegt.

Liebe (Shringara)

Liebe ist das wichtigste Gefühl im Leben. Die menschliche Liebe spiegelt die Einheit des Menschen mit dem Göttlichen. Sie stärkt uns in besonderer Weise und kann jedes negative Gefühl positiv verändern.

Freude (Hasya)

Das Gefühl der Freude, zu dem Humor und Lachen gehören, ist ein wichtiger Energiespender und stärkt das Immunsystem.

Staunen (Abdhuta)

Dieses Gefühl gehört in der Rasa-Lehre zu den besonders wünschenswerten Gefühlen. Staunen öffnet unser Bewusstsein für die Geheimnisse des Lebens und öffnet die Tür zur Dankbarkeit.

Ruhe, Gleichmut (Shanta)

Mit diesem Rasa verbunden sind Gefühle der Entspannung und des Friedens. Sie wirken auf den ganzen Körper stärkend und in besonderer Weise auf das Immunsystem.

Ärger (Raudra)

Zu diesem Rasa gehören Wut, Aggression, Grausamkeit (auch gegen sich selbst). Diese Gefühle gelten in besonderer Weise als Stressverursachend. Sie gehören zu den weniger wünschenswerten Rasas.

Mut (Veerya)

Dieses Gefühl ist verbunden mit Angstfreiheit und Selbstsicherheit sowie mit Entschlusskraft.

Traurigkeit (Karuna)

Damit verbunden sind Bedauern, Mitleid und Mitgefühl. Je

nachdem, ob es sich um Bedauern, Mitleid oder Mitgefühl handelt, wirken diese Gefühle stärkend oder schwächend.

Angst (Bhayanaka)

Furcht, Depression, Nervosität, Sorgen, Panikgefühle sind damit verbunden. Diese Gefühle gehören zu den Stressauslösern und wirken auf den ganzen Körper und das Immunsystem schwächend.

Abscheu, Widerwillen (Vibhatsa)

Dieses Rasa ist am schwierigsten zu verändern. Es zeigt sich in Form von Widerwillen, Ekel, Ablehnung, Widerstand, Unzufriedenheit, Selbstmitleid, Selbstabwertung oder Depression. Alle diese Gefühle schwächen unseren Körper und damit auch unser Immunsystem.

Einen hilfreichen Tipp, den uns der Verfasser des Buches über die Rasa-Lehre, Peter Marchand[9], gibt, habe ich oft erprobt und weiterempfohlen:

Er schlägt vor, negative Gefühle zunächst mit dem Rasa Staunen zu ersetzen. Vermutlich wird das nicht auf Anhieb gelingen, aber es lohnt sich, es zu versuchen. Auf diese Weise identifiziert man sich nicht sofort mit einem Gefühl, sondern betrachtet die Situation, die einem begegnet, mit mehr Offenheit. Wenn Sie dies üben möchten, begleiten Sie das Staunen zum Beispiel mit einem »Aha« oder »Ohh«, und setzen Sie den Gesichtsausdruck des Staunens bewusst auf. Ich habe es an einem überfüllten Bahnhof erprobt, nachdem alle Züge ausgefallen waren und viele Menschen wütend auf einen Bahnbeamten losgingen. Anstatt mich dem allgemeinen Ärger anzuschließen, den ich selbst auch

---

9 Peter Marchand: The Yoga of the Nine Emotions. The Tantric Practice of Rasa Sadhana. Destiny Books. 2006

im ersten Moment empfunden hatte, entschloss ich mich, Staunen zu üben und das auch zum Ausdruck zu bringen. Das führte zwar zu einigen ärgerlichen Kommentaren der Mitwartenden, aber der überforderte Bahnbeamte nahm es erfreut und erleichtert zur Kenntnis. Er half mir schließlich, dann doch noch eine Möglichkeit zu finden, an meinen Bestimmungsort zu kommen. In diesem Fall hatte mich Staunen am Ende deutlich weitergebracht als Ärger.

Gefühle, die stark machen

Positive Gefühle stärken unser Immunsystem. Dennoch habe ich den negativen Gefühlen im letzten Unterkapitel viel Raum eingeräumt, da es wichtig ist, sich mit ihnen auseinanderzusetzen, um zu den positiven Ressourcen unserer Psyche zu kommen. Gerade die negativen Gefühle sorgen nämlich dafür, dass wir selbst – aber oft auch kein anderer Mensch – durchdringen zum »inneren Arzt«, der Selbstfürsorge, Selbstliebe und am Ende auch Selbstverantwortung verordnen kann. Diese Reihenfolge scheint mir wichtig, denn erst wenn wir beginnen, gut für uns zu sorgen, die Speicher an Selbstliebe auffüllen, können wir auch Verantwortung für uns selbst übernehmen. Wie Sie bereits in den vorangegangenen Kapiteln gelesen haben, ist das eine wichtige Voraussetzung, um heil zu bleiben oder zu werden. Da Selbstfürsorge und Selbstliebe manchmal sehr viel Zeit und Achtsamkeit brauchen, bis wir sie wirklich spüren können, sollten wir mit kleinen Schritten beginnen. Dafür eignen sich z.B. Achtsamkeitsübungen (siehe Seite 160), aufbauende Affirmationen (siehe Seite 141) oder die Metta-Meditation (siehe Seite 164).

Lassen Sie uns jetzt den Blick auf die positiven Gefühle und ihre Bedeutung für ein gut funktionierendes Immunsystem richten. Sie erfahren zunächst, auf welche Weise diese positiven Gefühle unser Immunsystem und unsere Selbstheilungskräfte stärken.

Die Heilkraft der positiven Gefühle

Positive Gefühle bilden zunächst ein gutes Bollwerk gegen Stress. Wie schon vorher erwähnt, führen sie im Gehirn zur Ausschüttung von sogenannten Glückshormonen. Darunter versteht man bestimmte Botenstoffen (Neurotransmitter) wie Endorphine, Serotonin und Dopamin, die wohl zu den bekanntesten zählen. Dazu gehört auch Oxytocin, das als sogenanntes Kuschel- oder Bindungshormon bezeichnet wird, weil es am Anfang unseres Lebens ein wichtiges Band zwischen Mutter und Neugeborenem entstehen lässt und auch bei späteren Bindungen beteiligt ist. Hormone werden an bestimmten Stellen im Körper produziert und über das Blut transportiert. Neurotransmitter werden im Gehirn und im zentralen Nervensystem hergestellt und arbeiten dann an den Andockstellen der Nervenzelle, dort, wo eine Zelle ihren Befehl an die anderen weitergibt. So wirken z.B. Endorphine (körpereigenes Morphium) schmerzstillend und beruhigend, lassen uns gut schlafen und bauen Stress ab. Serotonin sorgt dafür, dass wir uns glücklich, gelassen, zufrieden fühlen. Dopamin erzeugt nicht nur Glücksgefühle, sondern auch tiefe Freude, Interesse, Motivation. Das ist allerdings nur ein winziger Ausschnitt aus dem komplexen inneren Geschehen, das für unser Wohlbefinden sorgt. Genau in diesem Bereich der Botenstoffe ist auch eine wichtige Schnittstelle zwischen Psyche und Körper. Wir können die Produktion dieser so wichtigen Neurotransmitter positiv beeinflussen, indem wir liebevoll mit uns umgehen, positiven Gefühlen eine Chance geben und auch in schwierigen Situationen nicht sofort in den Kampf- oder Fluchtreflex verfallen oder innerlich erstarren.

Die gute Botschaft ist, dass wir bereits durch intensive Vorstellung von positiven und aufbauenden Gefühlen einen großen Teil der oben genannten chemischen Prozesse in Gang setzen und die dadurch verbundenen Auswirkungen wie Ruhe, Gelassenheit, Stressabbau usw. spüren können. Nutzen Sie diese

Fähigkeit Ihres Gehirns, indem Sie sich z.B. einen Film anschauen, der Sie erfreut, ein Buch lesen, das positive Gefühle erzeugt, Musik hören oder sich innere Bilder vorstellen, die Ihr Herz öffnen (siehe Übung Seite 131).

Liebe, das stärkste Gefühl

Das wichtigste Gefühl, das unsere Psyche und unser Immunsystem stark macht, ist die Liebe: die Liebe zu uns selbst, zu anderen, zur Natur. Viele positive Gefühle wie Freude, Dankbarkeit, Optimismus, Vertrauen und Mitgefühl haben darin ihre Wurzel.

Mangelnde Selbstliebe steckt, wie die Angst, hinter vielen Problemen in unserem Leben. Fehlen Selbstliebe und Selbstwertschätzung, gönnen wir uns nicht, glücklich zu sein. Wir kümmern uns zu wenig um unsere seelischen Bedürfnisse, grenzen uns unzureichend ab gegen Forderungen anderer, sorgen nicht gut für unseren Körper, indem wir z.B. ungesund essen und uns keine Ruhepausen gönnen, oder gehen toxische Beziehungen ein.

Geben Sie diesen Gefühlen von Selbstliebe und Selbstwertschätzung mehr Raum. Seien Sie sich bewusst, dass Sie der wichtigste Mensch in Ihrem Leben sein dürfen, und freuen Sie sich am Wunder Ihres Lebens. Wenn Ihnen das schwerfällt anzunehmen, dann sehen Sie es so: Wenn Sie sich selbst Liebe und Wertschätzung entgegenbringen, sind Sie auch fähig, anderen aufrichtig und ohne Anstrengung Liebe zu schenken.

Liebe wirkt deutlich spürbar auf unseren Körper, beispielsweise in Form von physischen Reaktionen des Herzens. Es kann vor Freude über den geliebten Menschen schneller schlagen oder bei Liebeskummer schmerzen. Zwar haben wir nicht immer Einfluss auf die Liebe anderer und damit auf das Gefühl, geliebt zu werden, aber wir können bei uns selbst beginnen und z.B. unserem Körper Gutes tun: uns keinem unnötigen negativen Stress aussetzen, Ruhe- und Entspannungsphasen einplanen und uns Raum für Leichtigkeit gönnen.

Über Selbstwertschätzung und -fürsorge zur Selbstliebe

Obwohl es scheinbar das Natürlichste der Welt ist, scheint die Selbstliebe manchmal schwerzufallen, besonders dann, wenn wir die Erfahrung, geliebt zu werden, in unserer Kindheit nicht ausreichend machen konnten.

Wenn Ihnen die Selbstliebe gerade eher schwerfällt, fangen Sie erst einmal mit dem an, was Sie bei sich wertschätzen. Fragen Sie sich beispielsweise:

- Was mag oder schätze ich an mir?
- Wofür bekomme ich Anerkennung?
- Was kann ich besonders gut?
- In welchen Bereichen habe ich im Laufe meines Lebens Fortschritte gemacht?
- Was habe ich alles schon geschafft?

Fragen Sie auch eine gute Freundin, einen guten Freund. Sie haben oft einen wohlwollenderen Blick auf uns selbst und können in jedem Fall unsere Liste ergänzen.

Neben der Selbstwertschätzung ist es auch die Selbstfürsorge, die uns den Weg zur Selbstliebe zeigt. Das kann sich auf Essen, Schlafen, Bewegung beziehen oder auf nährende Massagen oder kleine Auszeiten, die man sich gönnt. Selbstliebe geht noch weiter, sie erlaubt uns, das zu tun, was uns Freude, was uns glücklich macht. Genügend Selbstliebe lässt uns viele Dinge weniger persönlich nehmen und uns mit dem nötigen Abstand auf schwierige Situationen schauen. Achtsamkeit ist dabei eine wichtige Verbündete, durch sie erkennen wir Gefühle von Selbstzweifel und Selbstabwertung rechtzeitig und vermeiden so, dass sie verdrängt werden und uns unbewusst Stress verursachen. Achtsamkeit erinnert uns daran, wohlwollend uns gegenüber zu bleiben. Sie sagt: »Meine Liebe/mein Lieber, entspann dich, lass die Schultern locker hängen, und beiße die Zähne nicht so fest zusammen.«

Achtsamkeit öffnet unsere Sinne für den gegenwärtigen Moment. So gelingt es leichter, aus emotionalem Stress auszusteigen oder gar nicht erst zu tief hineinzugeraten. Praktizieren Sie so oft wie möglich Achtsamkeitsübungen (siehe Seite 160) oder verbünden Sie sich mit inneren Helfern (siehe Seite 41) oder Ihrem inneren Kind (siehe Seite 78). Auch regelmäßige Yoga-Praxis kann hilfreich sein, um die Achtsamkeit auf Körper und Gefühle zu schulen. Tief sitzende Traumata in Bezug auf Selbstliebe sollten Sie allerdings mit einer Therapeutin oder einem Therapeuten bearbeiten.

Selbstwirksamkeit und Selbstverantwortung

Glauben wir den vielen Studien, die in den letzten Jahren zum Thema Psychoneuroimmunologie erschienen sind, stärkt uns neben einem gesunden Empfinden von Selbstwert vor allem das Gefühl der Selbstwirksamkeit. Mit seiner Hilfe kommen wir heraus aus der Abhängigkeits- und Machtlosigkeitsfalle. Der Glauben an die Fähigkeit, eigene Wünsche zu verwirklichen und selbst gesteckte Ziele zu erreichen, unterstützt auch unsere Bereitschaft, Selbstverantwortung für unser Leben zu übernehmen. Negative Glaubenssätze wie »Das schaffe ich sowieso nicht« oder »Die anderen sind besser als ich« sind Gegenspieler unseres Gefühls von Selbstwirksamkeit. Und manchmal glauben wir auch, dass den eigenen Weg zu gehen, also »selbstwirksam« zu sein, bedeutet, dass wir auf Geborgenheit und Nähe verzichten müssen. Auch das kann ein altes Muster aus unserer Kindheit sein, ein »entweder – oder«, das wir bewusst ersetzen sollten durch ein »sowohl – als auch«. Selbstwirksamkeit ist für die Aktivierung unserer Selbstheilungskräfte von größter Bedeutung; wir werden dadurch nicht nur auf psychischer, sondern auch auf körperlicher Ebene stärker.

Was Ihr Gefühl von Selbstwirksamkeit positiv beeinflusst? Allem voran Achtsamkeit, um auch kleine Erfolgserlebnisse wahrzunehmen, aber auch, sich durch Rückschläge nicht gleich entmutigen zu lassen, realistische Vorbilder zu suchen, an denen Sie sich orientieren können, und schließlich Stress abzubauen, da es uns in entspanntem Zustand viel besser möglich ist, Herausforderungen zu meistern.

Selbstwirksamkeit als Gegengewicht bei negativen Diagnosen

Das Gefühl der Selbstwirksamkeit ist auch bei einer negativen Diagnose wichtig. Gerade in einer solchen Situation fällt es uns nicht leicht, bei unserer eigenen Wahrnehmung zu bleiben, vor allem wenn wir uns von den Argumenten unseres Gegenübers überwältigt fühlen. Dann ist es besonders wichtig, dass wir uns unserer eigenen Entscheidungsfähigkeit und damit auch der Selbstwirksamkeit bewusst bleiben. So können wir neben den belastenden Gefühlen, die eine solche Diagnose auslöst, den Blick auch auf die Möglichkeiten richten, die dennoch vorhanden sind, und können die Selbstverantwortung für die als Nächstes anstehenden Schritte übernehmen.

Ich erinnere mich in diesem Zusammenhang an ein Praktikum in einer Psychosomatischen Klinik in Bad Grönenbach. Dem damaligen Chefarzt Konrad Stauss gelang es in einer beeindruckenden Weise, in den vor allem an Suchterkrankungen leidenden Patient*innen ein Gefühl von Selbstwirksamkeit zu wecken. Ein von ihm angeleitetes sogenanntes Bibliodrama während eines Weiterbildungsseminars ist mir dabei besonders präsent. In einer Gruppe sollten die Heilungsgeschichten aus dem Neuen Testament nachgespielt und auch nachempfunden werden. Da wir uns ja nicht als Patient*innen fühlten, erschien es uns anfangs als reines Spiel, aber je mehr wir uns auf die Geschichte einlassen konnten, umso realer wurde sie. Als Aussätziger von der ganzen Gruppe angestarrt zu werden war plötzlich wirklich bedrohlich. Mich überfiel in dieser Rolle die ganze Palette von Empfindungen wie Angst, Wertlosigkeit, Hilflosigkeit und von der Gruppe ausgestoßen zu sein. Als die Person, die Jesus darstellte, erschien, mich anschaute und fragte: »Was willst du von mir?«, überkam mich ein echtes Gänsehautgefühl. Noch heute, nach so vielen Jahren, erinnere ich mich an die wilde Mischung von Gefühlen, die diese Frage in mir auslöste. Erst nach einer Weile konnte ich laut und deutlich sagen: »Gesund werden!« Konrad Stauss kannte noch viele weitere Methoden, mit denen Menschen eine andere Einstellung zu ihrer Krankheit und vor allem ein anderes Gefühl für sich gewinnen konnten. Das machte damals den großen Erfolg seiner Klinik bei der Behandlung von Suchterkrankungen aus.

Je öfter wir das Gefühl von Selbstwirksamkeit empfinden, umso stärker wird das Vertrauen in uns selbst und umgekehrt. Selbstvertrauen führt wiederum dazu, dass wir uns auf den Weg machen und darauf bauen, dass uns immer wieder hilfreiche Kräfte begegnen. Auf diese Weise können wir Selbstverantwortung für uns übernehmen, ohne uns zu überfordern.

Den Blick immer wieder achtsam nach innen richten

Qualitäten wie Selbstvertrauen und Selbstverantwortung sind auch gefragt, wenn sich während einer Übung in diesem Buch einmal Ihre innere Stimme meldet, um Sie z.B. auf ein körperliches Problem aufmerksam zu machen. Lenken Sie dann den Atem an diese Stelle des Körpers, entspannen Sie sich, und spüren Sie nach, ob es eine wichtige Botschaft ist, der Sie nachgehen sollten. Lassen Sie sich nicht durch unbestimmte Angstgefühle davon abhalten, ein körperliches Symptom abzuklären. Selbstverantwortung zu übernehmen kann auch heißen, sich, wenn es notwendig ist, in eine geeignete Therapie zu begeben und sich helfen zu lassen. Das heißt nicht, die Verantwortung für sich an Ärzt*innen oder Therapeut*innen abzugeben oder sich den richtigen Weg vorschreiben zu lassen.

In diesem Zusammenhang möchte ich auch noch den Begriff vom »sekundären Krankheitsgewinn« aufgreifen. Sie haben vielleicht schon davon gehört – es bedeutet, dass ein Anteil in uns gar nicht gesund werden will, da wir dann einen bestimmten Vorteil, den ja auch das negativste Ereignis irgendwie mit sich bringt, verlieren. Das kann die liebevolle Zuwendung vom Partner sein, die man lange vermisst hat, der Schutz vor einer befürchteten Kündigung oder eine längere Auszeit von erdrückender Überlastung, die man sich »einfach so« nie einzufordern getraut hätte. Wenn uns nicht bewusst ist, dass es so einen Vorteil gibt bzw. wenn wir uns nicht eingestehen wollen, dass wir uns dahinter verstecken, um keine anstehende Entscheidung treffen zu müssen, können wir nicht selbstwirksam werden. Dann wird die Odyssee von einem Arzt/einer Ärztin zum/zur nächsten beginnen. Auch hier helfen zunächst achtsame Innenschau und gegebenenfalls auch ein therapeutisches Gespräch.

Oft stecken hinter diesen Bedürfnissen nach liebevoller Zuwendung und Wahrgenommenwerden schmerzhafte Erfahrungen aus der Kindheit. Obwohl sie scheinbar aus dem Bewusstsein verschwunden sind, wirken sie dennoch aus der Ebene des Unbewussten in unser Leben hinein. Dieses »innere Kind« auch als Erwachsene näher kennenzulernen und seine Verletzungen durch liebevolle Zuwendung zu heilen, bringt Gewinn, egal wie alt wir sind. Zwar stoßen wir dabei auch auf schmerzhafte Erinnerungen, die sich vielleicht in heutigen Verhaltensmustern zeigen, aber vor allem auf Ressourcen von Freude, Leichtigkeit und Vertrauen.

Vertrauen – offen sein für Wunder

Neugier, Offenheit, Vertrauen und auch die Bereitschaft, an Wunder zu glauben, gehören zu den Qualitäten eines Kindes. Seien Sie auch jetzt noch offen für Wunder. Wunder sind möglich, aber nicht unbedingt willentlich machbar. Definieren Sie für sich den Begriff Wunder, denn vielleicht sehen Wunder für Sie heute anders aus als früher. Ich wache manchmal morgens auf, und es erscheint mir wie ein Wunder, dass ich nach einer unruhigen, von Sorgen geprägten Nacht erwache und Lebenskräfte in mir spüre. Und es gibt die anderen Tage, an denen ich mich nicht wohlfühle, Schmerzen habe oder mich nicht von sorgenvollen Gedanken lösen kann. Was ich dann brauche, ist Vertrauen in meinen Körper, Vertrauen in mein Leben und Vertrauen in das Wunder der Selbstheilungskräfte. In der therapeutischen Arbeit ist das ein wichtiger Punkt: das Vertrauen zu stärken, das gerade in körperlichen oder seelischen Krisen so leicht abhandenkommt. Erinnern Sie sich, wie oft Sie wieder »auferstanden« sind nach Krisen oder Krankheiten? Erinnern Sie sich an die Unterstützung, die Sie bekommen haben, um Ihre Ressourcen wieder aktivieren zu können? Das kann Ihnen helfen, Ihren inneren Heilkräften auch dann zu vertrauen, wenn Sie nicht immer gleich einen sichtbaren Erfolg sehen. Wenden Sie den Blick immer wieder auf das große Ganze und nicht nur auf das, was gerade schlecht läuft oder Ihnen Sorge bereitet, konzentrieren Sie sich auf den Teil, den Sie selbst beeinflussen können: auf Ihre Gedanken und Gefühle. Schaffen Sie sich auch Vertrauen bildende Strukturen durch Rituale oder Symbole (siehe Seite 31 und 121) – all das stärkt Ihr Immunsystem und Ihre Selbstheilungskräfte. Und glauben Sie darüber hinaus dennoch an die Möglichkeit von Wundern.

Bei einem Kurs zum Thema »Geistiges Heilen«, an dem ich vor vielen Jahren in England teilgenommen habe, begegnete ich Gilbert Anderson, einem englischen Geistheiler. Im Alter von damals 95 Jahren leitete er den einwöchigen Kurs und überraschte uns täglich mit seiner Vitalität und Fröhlichkeit. Im Laufe der Woche erfuhren wir auch seine Geschichte. Durch eine Verletzung während des Krieges, in dem er als Pilot eingesetzt war, war sein Rückgrat so geschädigt worden, dass er zeitweise im Rollstuhl sitzen musste. Durch die Begegnung mit einem großen englischen Heiler und durch sein Vertrauen in sich selbst wurde er schließlich geheilt. Dabei hatte er ursprünglich dem

Thema Geistheilung sehr skeptisch gegenübergestanden. Die eigene Erfahrung führte schließlich dazu, dass er sich selbst viele Jahrzehnte der Heilertätigkeit widmete. Schließlich arbeitete er als Psychotherapeut und Naturheilpraktiker in privater Praxis und in Kliniken, wurde Administrator der National Federation of Spiritual Healers in Großbritannien[10]. Bei diesem Kurs lernte ich Menschen kennen, die von einer scheinbar unheilbaren Krankheit genesen waren und das trotz schlechter Prognosen. Die Begegnung mit Gilbert Anderson hatte ihnen Mut gegeben und neue Perspektiven eröffnet. Manche von ihnen hatten sich ausschließlich dem Geistigen Heilen anvertraut, andere wiederum hatten sich zusätzlich schulmedizinischen Behandlungen unterzogen. Alle berichteten, dass es wesentlich für sie war, ihre Gedanken nicht mehr auf die Krankheit, sondern vertrauensvoll auf die Gesundheit und auf ihre inneren Heilkräfte zu richten.

ÜBUNG: ATEM-MEDITATION AUF DAS URVERTRAUEN

- Begeben Sie sich in eine Meditationshaltung Ihrer Wahl.
- Wenden Sie den Blick Ihrer geschlossenen Augen nach innen, und schauen Sie in Ihrer Vorstellung in den Raum hinter Ihrer Stirn.
- Ihr Atem fließt ruhig und gleichmäßig.
- Gibt es Körperempfindungen, Gedanken oder Gefühle, die auftauchen? Nehmen Sie alles wahr, lassen Sie auftauchen, was auftauchen möchte – und lassen Sie alles wieder los.
- Lenken Sie die Wahrnehmung auf das Ausatmen. Mit jedem Ausatmen lassen Sie in den Schultern los und lassen sich im Becken nieder.

10 Gilbert Anderson: There must be a reason. The Book Guild Ltd. 1993

- Nehmen Sie die Unterlage wahr, auf der Sie sitzen oder liegen – die Unterlage, der Boden, fest und verlässlich.
- Mit jedem Ausatmen können Sie nun auch Gedanken oder Gefühle loslassen, die Sie belasten. Loslassen …
- Beobachten Sie den Atem, wie er kommt und geht, nehmen Sie wahr, wie »es« in Ihnen atmet.
- Überlassen Sie sich ganz dem Fluss Ihres Atems. Mit jedem Einatmen nehmen Sie neue Energie auf – mit jedem Ausatmen geben Sie verbrauchte Energie ab.
- Vertrauen Sie Ihrem Atem, der Sie mit allem, was lebt, verbindet, mit Pflanzen und Tieren, mit Ihren Mitmenschen und mit der lebensspendenden Kraft, die alles durchwirkt – der Atem verbindet Sie mit kosmischer, mit göttlicher Energie.
- Wiederholen Sie innerlich beim Einatmen »Vertrauen« und beim Ausatmen »Vertrauen«. Vielleicht möchten Sie dem Vertrauen eine Farbe geben, die Sie sanft einhüllt und mit jedem Atemzug durchströmt.
- Vertrauen – lässt Sie stark und mutig sein in der Welt.
- Vertrauen – hilft Ihnen, sich den Anforderungen des Lebens immer neu zu stellen.
- Vertrauen – erfüllt Ihr Herz.
- Beenden Sie die Meditation, indem Sie die Handflächen aneinanderlegen, mit den Fingerspitzen die Stirn berühren und den Kopf dabei leicht senken.
- Berühren Sie abschließend mit beiden Händen den Boden. Wenn Sie auf einem Stuhl sitzen, spüren Sie in Ihre Fußsohlen. Spüren Sie bewusst, dass Sie darauf vertrauen können, dass die Erde Sie trägt.

Diese Übung können Sie herunterladen, siehe Impressum.

Wie sieht es in Ihrem Leben mit den positiven Gefühlen aus?

Wann haben Sie sich zuletzt richtig gefreut? Wofür waren Sie dankbar in den letzten Tagen, wann haben Sie gespürt, dass Sie lieben oder geliebt werden? Haben Sie sich genügend Zeit gelassen, diese Gefühle auszukosten? Es gibt unendlich viele Möglichkeiten, solche Glücksmomente zu erleben, die für Ihr Immunsystem ein Fest bedeuten.

ÜBUNG: FÜNF-MINUTEN-TAGEBUCH

» Legen Sie ein Fünf-Minuten-Tagebuch an. Das kann ein kleines Büchlein sein, das bequem in jede Tasche passt, sodass Sie es schnell zur Hand haben.

» Schreiben Sie stichwortartig auf, wenn Sie ein besonders starkes Gefühl haben. Oder notieren Sie am Abend, welche intensiven Gefühle Sie noch in Erinnerung haben.

Wenn Sie feststellen, dass Sie sich am Ende des Tages vor allem an negative oder belastende Gefühle erinnern, sollten Sie daran arbeiten, mehr positive Gefühle zu entwickeln, um Ihr Immunsystem zu stärken. Im 5. Kapitel finden Sie zahlreiche Übungen, die Ihre positiven Gefühle anregen oder beschäftigen Sie sich mit der Technik des »Gefühle-Fastens« (siehe Seite 80).

Warum Denken hilft, unser Immunsystem zu stärken

Kürzlich entdeckte ich unterwegs einen Aufkleber an einer Litfaßsäule mit den Worten: »Denken hilft!« Ich weiß zwar nicht, ob der Verfasser das auf die Corona-Krise bezogen hat, in der wir uns zum Zeitpunkt, da ich dieses Buch schreibe, befinden, oder ob es als grundsätzliche Empfehlung gedacht war – jedenfalls fand ich es gut, daran erinnert zu werden, wie stark unsere Gedanken unsere Psyche positiv und negativ beeinflussen können. Meinen Fokus richte ich dabei auf das kreative, zielgerichtete Denken, mit dem wir Einfluss auf unser Leben nehmen können. Man könnte also sagen, nicht Grübeln, sondern Denken bringt uns weiter. Gezieltes Nachdenken bedeutet eine intensive Auseinandersetzung mit Absichten und Zielen. Wenn wir in unseren oft belastenden und negativen Gedanken gefangen sind wie in einem Hamsterrad, fällt wirkliches Denken schwer. Das gilt vor allem für die vielen negativen Nachrichten, mit denen wir ständig überflutet werden und die uns beunruhigen und machtlos fühlen lassen.

Unser Gehirn lässt sich nicht auf Knopfruck »abschalten«

Allerdings ist der Umgang mit unruhigen Gedanken vor allem in Zeiten von Belastung und Sorgen kein leichtes Unterfangen und muss geübt werden. Es braucht – wie es in den Anleitungen zur buddhistischen Meditation heißt – den frischen Anfängergeist, weil wir die innere Ruhe immer wieder einüben müssen. Es gibt dazu eine schöne Geschichte von einem indischen Meister und seinem Schüler, der sich seinem Meister bereits überlegen glaubt. Der Meister erkennt diese Gedanken und prüft die geistigen Fähigkeiten seines Schülers, indem er ihm aufträgt: »Denke eine Woche nicht an Affen.« Der Schüler hält dies für eine leichte Aufgabe, bis er merkt, dass er nur noch Affen im Kopf hat – Affen laufen ihm über den Weg, seine Frau erzählt von Affen usw.

Kennen Sie das auch? Sie wollen einen Gedanken partout nicht mehr denken, und dennoch schleicht er sich immer wieder in Ihren Kopf? Da Gedanken häufig Gefühle erzeugen und Gefühle Körperreaktionen, sind wir schon wieder beim Thema Stress. Denken Sie an ein vergangenes Ereignis, das Sie geärgert oder traurig gemacht hat. Kaum gedacht, ist das Gefühl wieder präsent und erzeugt neue Gedanken. Schwierig wird es dann, wenn man sich auf eine Arbeit konzentrieren sollte, die Genauigkeit erfordert. Wenn der Denkapparat unruhig und mit etwas anderem beschäftigt ist, wird er nur unwillig den Anweisungen folgen und sich auf das Vorliegende konzentrieren.

Was also tun? Wenn die freundliche Kollegin den gut gemeinten Rat gibt: »Schalten Sie doch einfach mal ab!«, bringt das meist wenig. Auch der Urlaub führt oft nicht zum gewünschten Ergebnis, weil sich unser Gehirn nun einmal nicht auf Knopfdruck abschalten lässt. In der Regel arbeitet es in der Ruhephase an den Themen weiter, die uns in der Aktivitätsphase beschäftigt haben.

Den Geist bewusst auf etwas anderes richten

Ein Rat, der sich aus den Ergebnissen entsprechender Studien ergibt, lautet deshalb: Beschäftigen Sie sich während einer Ruhephase oder während des Urlaubs mit etwas anderem, lernen Sie Klavier spielen oder eine neue Sportart. Lenken Sie die Aufmerksamkeit Ihres Gehirns auch im Laufe des Tages immer einmal auf ein anderes Thema, und konzentrieren Sie sich kurz darauf. Es wird erzählt, dass man Elefanten in Indien während einer Parade ein Stöckchen in den Rüssel gibt, welches diese dann achtsam in der Mitte balancieren. So wird verhindert, dass sie die dicht gedrängt stehenden Menschen links und rechts mit ihrem Rüssel verletzen. Techniken wie Achtsamkeitsmeditation, autogenes Training oder kreatives Visualisieren machen sich dies zunutze, um das Gehirn auf eine Aufgabe zu lenken und auf diese Weise den um die Probleme des Alltags kreisenden Gedankenstrom einzudämmen.

Vom Gehirnbesitzer zum Gehirnbenutzer

Dass eine solche Strategie dauerhaft erfolgreich sein kann, beschreibt der Neurobiologe Gerald Hüther in seinem Buch

»Bedienungsanleitung für ein menschliches Gehirn«[11]. Er hält es nach neuesten wissenschaftlichen Forschungen für einen Irrtum zu glauben, dass unser Gehirn schon von allein so funktioniert, wie es funktionieren soll. Daher empfiehlt er vom Gehirnbesitzer zum Gehirnbenutzer zu werden. So können wir vermeiden, dass das Gehirn die ausgetretenen Pfade des Denkens verfolgt, sich gemütlich in den alten Denkmustern einrichtet und nicht daran denkt, neue Erfahrungen zu machen. Hüther erklärt in seinem Buch, dass unsere Wünsche und Erwartungen, unsere Fähigkeiten und Erkenntnisse vor allem Ergebnis und Ausdruck der neuronalen Verschaltungsmuster sind, die bisher in unserem Hirn entstanden sind. Diese Denkmuster kann man täglich an sich selbst wahrnehmen. Da hustet nur jemand in der Nähe, und schon denkt man vielleicht: »Hoffentlich hat er mich nicht angesteckt«, »Bestimmt stecke ich gleich wieder an« oder »Oje, letztes Jahr hatte ich bereits diesen hartnäckigen Husten«. Bis man realisiert, dass der andere eigentlich weit weg sitzt und man selbst sich gerade ganz wohl und gesund fühlt, ist es schon passiert, das pessimistische und negative Denken. Prof. Hüther empfiehlt, sich derartige Programmierungen immer wieder bewusst zu machen und zu versuchen, neue Verschaltungen zu entwickeln, indem man andere »Denk-Wege« beschreitet.

Das Gehirn kreativ einsetzen

Die Macht der Gedanken ist immens. Wir wissen inzwischen, dass Worte und damit verbundene negative Gedanken krank machen können. Wird einem Menschen gesagt, er habe nicht mehr lange zu leben, kann diese Aussage sogar dazu führen, dass jemand stirbt, obwohl die medizinischen Gegebenheiten dem nicht entsprechen. So erklärte es der Neurowissenschaftler

---

11 Gerald Hüther: Bedienungsanleitung für ein menschliches Gehirn. Vandenhoeck & Ruprecht. 2011

Joachim Bauer in einer Sendung mit dem Thema: »Placebo – Der Arzt in mir«[12]. Er wies dabei auch auf die vielen positiven Beispiele hin, wo positive Gedanken das Immunsystem gestärkt und einer negativen »Programmierung« entgegengewirkt haben. Hierzu könnte ich aus meiner Praxis ebenfalls einige Fälle beisteuern.

Wenn das Denken wirklich helfen soll, unsere Immunkräfte zu unterstützen, dann müssen wir unser Gehirn bewusst und kreativ benutzen, und zwar die rationale wie die kreative intuitive Seite. Inwieweit rationales und kreatives oder ganzheitliches Wahrnehmen und Denken in der linken und rechten Großhirnhälfte verortet sind, wird unterschiedlich gesehen. Was wir sicher sagen können, ist, dass es Menschen gibt, die eher von ihren Gefühlen beherrscht werden, und Menschen, die man als »Verstandesmenschen« bezeichnen könnte. Hier gibt es jedenfalls verschiedene Bereiche des Gehirns, die mehr oder weniger aktiv sind.

Gehirnwellen und wie sie uns beeinflussen

Unser Gehirn, die Hauptschaltstation unseres zentralen Nervensystems, ist ein wahres Kommunikationsgenie. Milliarden von Nervenzellen kommunizieren hier miteinander über Signale, die eine Nervenzelle an die andere sendet, ganz so, wie wir es gewöhnlich mit unseren Handys tun. Dadurch werden elektrische Impulse freigesetzt, deren Rhythmus zeigt, wie unser Gehirn gerade arbeitet. Diese Aktivität kann man heute leicht mithilfe des Elektroenzephalogramms (EEG) messen, wobei in der Literatur die Angaben zu den jeweiligen Frequenzbereichen geringfügig abweichen. Die Übergänge zwischen den Gehirnwellen sind fließend. Grundsätzlich stellen die Wellen mit einer höheren

12 https://www.3sat.de/gesellschaft/politik-und-gesellschaft/placebo-der-arzt-in-mir-110.html

Hertz-Zahl einen »wacheren« und konzentrierten Zustand dar. Wellen mit einer niedrigeren Hertz-Zahl sind eher für einen entspannenden Zustand verantwortlich.

Jede Gehirnfrequenz steht für einen eigenen Bewusstseinszustand:

Wellenmuster	Frequenz	Bewusstseinszustand	Tritt auf bei
Beta	14–37/38 Hz	normales Tagesbewusstsein	konzentrierter geistiger Arbeit, analytischem Denken, sensorisch-motorischer Aktivität, in höheren Bereichen bei Anspannung, Alarmbereitschaft
Alpha	7–13 Hz	entspannte Wachheit, intuitives Erleben, Brücke zwischen Bewusstsein und dem Bereich des Unbewussten	ruhigem Geist und geschlossenen Augen, Konzentration nach innen, Entspannung, intuitivem Tun
Theta	4–7 Hz	tiefe Entspannung, REM-Traumphase	Meditation, Hypnose, Trance (bei Kindern zwischen drei und sechs Jahren häufig auftretend)
Delta	0,5–3 Hz	tiefer, traumloser Schlaf, Koma	Tiefschlaf, Narkose, Trance
Gamma	über 38 Hz	sehr tiefe Meditation	möglicherweise Spitzenleistungen und höchster Konzentration (noch nicht ausreichend erforscht)

Gammafrequenzen wurden erst in den letzten Jahren verstärkt bei länger Meditierenden festgestellt (wobei es sich dabei allerdings um Menschen handelte, die über einen Zeitraum von 10 000 und 50 000 Stunden Meditation praktiziert hatten).

Heilkräfte durch niedrige Gehirnfrequenzen anregen

Wir brauchen alle Gehirnfrequenzen, alle Bewusstseinszustände in einer guten Verteilung, wenn wir gesund bleiben möchten. Wenn wir bereits erkrankt sind, ist eine Verlangsamung unserer Gehirnfrequenzen durch Entspannung besonders wichtig. So können unser Nervensystem und damit der ganze Körper zur Ruhe kommen und die Heilkräfte in Aktion treten.

Die Heilungsrituale der Naturvölker zeigen uns, dass Menschen auch ohne wissenschaftlichen Nachweis wussten, dass es eine niedrigere Gehirnfrequenz braucht, um die Heilkräfte anzuregen. Beispiele dafür, wie man eine tiefe Trance erzeugen kann, sind die Trance-Trommelrhythmen, wie sie bei den Ureinwohnern Nordamerikas oder in Afrika üblich waren. Auch die Trance-induzierenden Pilze und Pflanzen, die man vor allem in Südamerika einsetzte, haben eine ähnliche Wirkung. In Indien setzt man in der Ayurveda-Medizin seit Jahrhunderten Meditation zur Heilung ein, die ebenfalls zu einer tieferen Gehirnfrequenz führt. Aus unserem Kulturkreis kennen wir z.B. mantrische Gebete wie den Rosenkranz oder die Gesänge der Gregorianik, die auf einfache Weise zu tieferen Bewusstseinsebenen führen.

Das ganze Potenzial ausschöpfen

Die Software – unsere Gedanken – verändert schließlich die Hardware – die Verschaltungen in unserem Gehirn. Das ist das Fazit, das Prof. Hüther im vorher zitierten Buch zieht. Das bedeutet, dass die Verschaltungen, die wir besonders häufig und erfolgreich aktivieren, stärker ausgebaut werden als diejenigen, die wir nur noch selten einsetzen. Unser Gehirn wird am Ende also so, wie wir es benutzen. Das macht Mut, vor allem wenn wir daran denken, welchen Einfluss wir auf diese Weise auf die Gestaltung unseres Lebens haben – und auch damit auf unser Immunsystem und unsere Gesundheit.

Das Potenzial, über das wir in unserem Gehirn verfügen, ist so viel größer, als wir uns vorstellen können, und wir sollten es im wahrsten Sinne des Wortes viel besser »ausschöpfen«. So jedenfalls hatte es ein afrikanischer Medizinmann einem Patienten erklärt. Der Arzt und Krebsforscher Bernie Siegel erzählt diese Heilungsgeschichte in seinem Buch »Prognose Hoffnung«[13], in dem es um die Bedeutung der Selbstheilungskräfte geht. Ein UNO-Delegierter bei den Vereinten Nationen, den er offenbar persönlich kannte, hatte von seinem New Yorker Arzt erfahren, dass er an einer unheilbaren Krebserkrankung leide und die Lebenserwartung sehr gering sei. Er suchte daraufhin einen afrikanischen Medizinmann auf, der sich bei der ersten Begegnung einen großen Kessel mit Wasser bringen ließ und mit einer kleinen Tasse daraus schöpfte. »Diese Tasse verkörpert den Teil deines Gehirns, den du benützt, der Kessel den restlichen Teil«, sagte er zu Siegels Bekanntem, um ihn auf sein begrenztes und begrenzendes Denken aufmerksam zu machen. Auf diese Weise wollte er ihn vorbereiten auf seine außergewöhnliche Heilmethode, die letztlich auch zur Heilung führte. Bernie Siegel berichtet in seinem Buch noch von weiteren spektakulären Heilerfolgen, die selbst bei Schwerkranken erzielt werden konnten. Ein mitfühlender Arzt und ein Patient, der all seinen Lebenswillen und seine Selbstheilungskräfte mobilisiert, können gemeinsam Krankheit mit größtem Erfolg bekämpfen, davon ist er nach einem langen Leben als Chirurg und Krebsspezialist überzeugt. Bernie Siegel nimmt seine Patienten ernst,

13 Dr. med. Bernie Siegel: Prognose Hoffnung. Ullstein Verlag. 2003 (10. Auflage)

ist offen für alternative Heilmethoden und versucht, den Patienten ein guter Berater zu sein.

Die Kraft der positiven Einstellung

Auch in der bereits erwähnten Fernsehsendung, bei der es um den »Arzt in uns« ging, wurde von einer jungen Frau berichtet, die entgegen aller Prognosen eine wieder aufgeflammte Krebserkrankung überstanden hatte. Als größte Hilfe auf dem Weg zur Heilung nannte sie neben anderen wichtigen Therapien ihre eigene positive Einstellung. Ihr Denken habe sie dabei nur noch auf »Heilung« eingestellt und jeden angstvollen Gedanken immer wieder verbannt, indem sie nicht nur unentwegt wiederholte: »Ich schaffe es, ich bin gesund, mein Immunsystem ist stark«, sondern auch innerlich fest daran glaubte. Die größte Herausforderung sei es gewesen, so berichtete sie, sich nicht von Ängsten oder gut gemeinten Ratschlägen durcheinanderbringen zu lassen und ihr Ziel im Auge zu behalten und sich darauf zu fokussieren. Kritiker könnten jetzt viele Gegenbeispiele bringen, bei denen Menschen auch an die Heilung geglaubt hatten und doch nicht gesund wurden. Andere kritische Stimmen sprechen von Spontanremissionen, die in seltenen Fällen geschehen, ohne dass der Mensch etwas dazu getan hat. Letztlich kann in diesen Fällen die Frage, was die Heilung auslöst hat, nicht beantwortet werden. Aus meiner therapeutischen Erfahrung mit vielen schwer kranken Menschen kann ich jedoch sagen, dass wir einen großen Einfluss darauf haben, wie sich eine Krankheit entwickelt und welche körperliche oder auch seelische Heilung möglich ist. Die Voraussetzung dafür ist allerdings, dass wir den unbedingten Willen haben, gesund zu werden. Dabei ist es wichtig, auf innere Widerstände und negative Glaubenssätze zu achten, die Heilung unbewusst verhindern. Dazu gehört der bereits oben beschriebene Krankheitsgewinn oder die Angst, am Ende nichts an der ursprünglich belastenden Situation ändern zu können. Auch tief greifende Störungen bezüglich Selbstliebe und Selbstwirksamkeit sind Widersacher unserer Selbstheilungskräfte, und wir sollten uns in jedem Fall ihrer bewusst werden und daran arbeiten, sie zu verändern.

Innere Ruhe als wichtiger Verbündeter

Um uns auf die Selbstheilungskräfte konzentrieren zu können, brauchen wir in erster Linie innere Ruhe. Dieser Zustand ist in Zeiten, in denen man bereits gesundheitlich angeschlagen ist, aber erst recht, wenn es um Leben und Tod geht, alles andere als einfach zu erreichen. Vor allem die Ruhe der Gedanken als Voraussetzung für Konzentration sollten wir deshalb immer wieder üben, um im Notfall bzw. in schwierigen Zeiten leichter darauf zurückgreifen zu können.

Die nachfolgende Einpunkt-Meditationsübung können Sie einsetzen, um:

» sich von belastenden Gedanken zu lösen, die durch Ihren Kopf kreisen

oder

» sich von vornherein auf einen bestimmten Gedanken konzentrieren zu können, der Ihnen wichtig ist und der nicht von anderen Gedanken gestört werden soll.

Die auftauchende Luftblase symbolisiert diesen einen Konzentrationspunkt, die Wasserringe die wechselnden Bewegungen unserer Gedanken und Gefühle. Wenn Sie im Zentrum bleiben mit Ihrer Aufmerksamkeit, werden sich die Wellen und damit auch die Gedankenbewegungen langsam beruhigen. So entsteht nach einer Weile eine innere Ruhe bei gleichzeitiger Wachheit. Die Fähigkeit zur Konzentration wird dadurch gestärkt.

ÜBUNG: EINPUNKT-MEDITATION

» Setzen Sie sich bequem und aufrecht hin, und schließen Sie die Augen. Entspannen Sie mit dem Ausatmen Ihren Körper – sprechen Sie mit jedem Ausatmen das Wort: Ruhe.

» Wenden Sie die Augen nach innen in den dunklen Raum hinter Ihrer Stirn. Stellen Sie sich die völlig ruhige und klare Oberfläche eines Teichs vor. Ihre Augen ruhen eine Weile auf der spiegelglatten Wasserfläche.

» Stellen Sie sich vor, wie von unten eine Luftblase auftaucht, die an der Oberfläche platzt, sodass sich Ringe nach außen bilden, die zum Rand des Sees hin flacher werden.

» Bleiben Sie auf die Mitte konzentriert, während Sie wie aus den inneren Augenwinkeln heraus die Ringe beobachten, bis die Oberfläche wieder ganz glatt ist.

» Der Vorgang wiederholt sich immer wieder. Bleiben Sie auf die Mitte konzentriert, während die Ringe sich nach außen bewegen.

» Vielleicht wird es irgendwann ganz ruhig in Ihnen, und das Bild verschwindet, und Sie ruhen nur noch in Ihrem eigenen Zentrum.

» Atmen Sie ein paarmal tief ein und aus, bevor Sie sich langsam von dieser Übung lösen.

Weitere Übungen zur Beruhigung der Gedanken, finden Sie auch im 5. Kapitel (siehe Seite 118 und 119).

Intuition – das Zauberwort

Als ein weiterer Aspekt der Psyche kommt der Intuition eine große Bedeutung für unser Immunsystem zu, da sie Informationen aus allen Ebenen beziehen kann. Bei Albert Einstein z.B. finden wir mehrere Hinweise, wie hoch er als Naturwissenschaftler und Nobelpreisträger die Intuition als wichtige Funktion zusätzlich zum Verstand geschätzt hat. Bereits damals sah er die Gefahr, dass neben dem Verstand andere Gaben des Menschen vernachlässigt werden. So schrieb er: »Der intuitive Geist ist ein heiliges Geschenk und der rationale Verstand ein treuer Diener. Wir haben eine Gesellschaft entwickelt, die den Diener ehrt und das Geschenk vergessen hat.«[14]

Intuition ist keine Einbildung

Intuition, »Bauchgefühl« oder Wahrnehmungen, die über unseren rationalen Verstand hinausgehen, beschäftigen heute Wissenschaftler vieler Disziplinen. Gerade durch die Erkenntnisse der Quantenphysik bekommen diese Phänomene neue Aktualität, wie die Verfasser des Buches »Es werde Licht – Die Einheit von Geist und Materie in der Quantenphysik« anschaulich darstellen. Frido Mann, der Enkel von Thomas Mann, und Christine Mann, die Tochter von Werner Heisenberg, beschreiben die Quantenphysik als eine Physik der Möglichkeiten und der Beziehungen, die klassische Physik als eine der Gewissheiten. In ihrem Buch beleuchten sie die Quantenphysik in ihrer Bedeutung für unser Leben. Hier heißt es z.B.: »Das bedeutet, dass in einer Physik der Möglichkeiten und der Beziehungen ein sogenanntes ›Bauchgefühl‹, eine instinkthaft *intuitive* Eingebung oder eine ›eingehauchte‹ künstlerisch kreative *Inspiration* nicht mehr als ›Einbildung‹ abgetan werden können, die mit Physik

14 https://lexikon.stangl.eu/3540/intuition

unvereinbar sei. Auch das Erlebnis von Fassungs- und Sprachlosigkeit angesichts eines ›Wunders‹ braucht nicht mehr als schöngeistiger, gedanklicher ›Luxus‹ angesehen werden. Vielmehr kann die intuitiv inspirierende Form unseres Denkens als möglicher und dem rational logischen Denken gleichwertiger Bewusstseinsaspekt gelten.«[15]

Tiefe Bewusstseinszustände als Voraussetzung

Die Voraussetzung dafür, dass wir unsere Intuition wahrnehmen können, ist zunächst das achtsame Wahrnehmen von allem, was ist. Unser »Denkorgan« kann nicht präsent im Augenblick sein und sich gleichzeitig mit Vergangenheit und Zukunft, mit unseren Ängsten und Wünschen beschäftigen. Die Achtsamkeit auf den Moment zu richten bedeutet demnach, Ruhe im Kopf entstehen zu lassen. Bleiben wir in dieser Haltung, verlangsamt und vertieft sich in der Regel die Atmung, wir entspannen uns und erreichen eine tiefere Bewusstseinsebene.

Diese tieferen Ebenen, von denen schon bei den Gehirnfrequenzen die Rede war, lassen sich auch im Alltag erreichen, wenn wir ganz vertieft sind in eine kreative Tätigkeit, wenn wir bewusst tagträumen oder uns ganz hingeben und loslassen können. Die tiefsten Erfahrungen dieser Art nennt man im Englischen »peak experience«. Diese Gipfelerfahrungen, bei denen wir uns von etwas ergriffen fühlen, können dazu führen, dass uns plötzlich »ein Licht« aufzugehen scheint und wir tief greifende Einsichten erfahren. Von diesen Erlebnissen berichten viele große Musiker*innen oder Naturwissenschaftler*innen, die auf diesem Weg Großes schufen oder bahnbrechend Neues entwickelten. Therapeutisch nutzen wir dieses große innere Reservoir z.B. in der Hypnotherapie oder der Musiktherapie, mit der ich in der Praxis arbeite.

15 Friedo und Christine Mann: Es werde Licht. S. Fischer Verlag. 2017, S. 161

Der eigenen Intuition vertrauen

In meiner therapeutischen Arbeit, die ich »Inner Coaching« nenne, geht es in besonderem Maße darum, die Intuition zu stärken und zu üben, ihr zu vertrauen. Als Sprache unseres inneren Selbst hat die Intuition, der innere Coach, Zugang zu den Bereichen des persönlichen und kollektiven Unbewussten, in denen neben verdrängten Anteilen auch große Ressourcen schlummern. Die Intuition kann uns mit der Lebendigkeit des inneren Kindes genauso verbinden wie mit den spirituellen Kräften, die in dieser Welt wirksam sind.

Sie kann uns wichtige Impulse aus dem Immunsystem vermitteln, die wir sonst im Trubel des Alltags so lange überhören, bis sie in Form eines Symptoms auftauchen.

Bei allem, was es an biologischer und auch psychischer Übereinstimmung innerhalb der Menschheit gibt, sind wir doch alle individuell unterschiedlich. Uns selbst zu verstehen ist erst einmal die wichtigste Aufgabe, bevor wir hoffen, dass andere uns verstehen.

Allerdings ist es gerade in Zeiten großer Anspannung und Belastung nicht leicht, die innere Stimme herauszuhören unter den vielen Stimmen: der kritischen, der ängstlichen, der sich selbst abwertenden, den Stimmen der anderen usw.

Die nächste Übung kann Ihnen helfen, sich bewusst zu werden, welche dieser Stimmen die Ihrer Intuition ist. Sie können dabei auch herausfinden, welches Bild Sie Ihrer inneren Stimme geben würden, um sie notfalls schnell wiederzuerkennen.

ÜBUNG: DER INTUITION EINE STIMME GEBEN

» Setzen Sie sich aufrecht hin, und schließen Sie die Augen. Konzentrieren Sie sich auf die Mitte Ihrer Stirn, auf das innere dritte Auge, und auf den Raum hinter Ihrer Stirn.

- Atmen Sie einige Male bewusst aus, und stellen Sie sich vor, wie Sie sich mit jedem Ausatmen mehr und mehr entspannen.
- Jetzt stellen Sie sich eine Treppe nach unten oder innen vor, die Sie langsam Stufe für Stufe hinuntersteigen, während Sie von 10 bis 1 zählen.
- Begeben Sie sich an Ihren Platz der Ruhe und Geborgenheit, und entspannen Sie sich gut.
- Laden Sie jetzt Ihre Intuition, Ihre innere Stimme ein, sich zu zeigen.
- Seien Sie achtsam, und nehmen Sie genau wahr, wie die Intuition sich Ihnen zeigt. Können Sie eine Lichtgestalt sehen, haben Sie ein Gefühl, dass jemand bei Ihnen ist?
- Zeigt sie sich Ihnen als jemand aus dem Bereich Ihrer Ahnen? Nimmt die Intuition die Gestalt einer bekannten Person der Vergangenheit oder Gegenwart an?
- Nehmen Sie wahr, wie Sie sich fühlen, wenn die Intuition auftaucht.
- Stellen Sie eine Frage, oder lauschen Sie einfach nur nach innen, ob Sie eine Botschaft erhalten.
- Seien Sie nicht enttäuscht, wenn Sie nicht sofort Kontakt zu Ihrer Intuition bekommen. Bleiben Sie dennoch eine Weile auf dieser inneren Ebene. Seien Sie gewiss, Ihre Intuition ist da, und Sie brauchen nur noch ein wenig Zeit und Geduld, um sie zu hören.
- Verabschieden Sie sich dann, und verlassen Sie die tiefe Bewusstseinsebene über Ihre Treppe nach oben, während Sie von 1 bis 10 zählen.

Lassen Sie die Übung noch ein wenig nachwirken, schreiben oder malen Sie, und machen Sie sich bewusst, dass Ihre Intuition immer da ist. Manchmal ist es einfach nur wichtig, sie zu rufen.

AUF DEN PUNKT GEBRACHT

- » Wir stärken unser Immunsystem, indem wir gut mit unserem Körper umgehen: auf gute Ernährung und erholsamen Schlaf achten, auf die Balance zwischen Aktivität und Ruhe, zwischen An- und Entspannung.
- » Der Atem als Träger der Lebenskraft ist von großer Bedeutung.
- » Gedanken und Gefühle beeinflussen alle körperlichen Prozesse und damit auch unser Immunsystem.
- » Für die Aktivität unserer Selbstheilungskräfte ist von größter Bedeutung: Positive Gefühle stärken sie, negative schwächen sie auf Dauer.
- » Angst, Ärger/Wut und Einsamkeit stehen in besonders enger Verbindung mit emotionalem, chronischem Stress.
- » Für den Umgang mit negativen Gefühlen gibt es unterschiedliche Techniken und Herangehensweisen.
- » Um negative Gefühle wandeln zu können, müssen wir sie allerdings erst einmal wahrnehmen. Achtsamkeit ist eine wichtige Voraussetzung dafür.
- » Positive Gefühle wie Selbstliebe, Selbstwirksamkeit und Vertrauen haben ein enormes Potenzial, wenn es um die Stärkung des Immunsystems geht.
- » Selbst alte Denkmuster können verändert werden, indem wir die Macht der Gedanken auf neue kreative Weise nützen.
- » Die Voraussetzung für wirkliches Denken – das herausführt aus dem Gedankenkarussell – ist innere Ruhe.
- » Die eigene positive Einstellung ist eine der größten Hilfen auf dem Weg zur Heilung.
- » Der Intuition kommt eine große Bedeutung für die Stärkung des Immunsystems zu – sie ist die Verbindung zum inneren Selbst, zur inneren Führung.

5. Kapitel:

Wie Sie gesund bleiben – und wieder gesund werden

In den vorherigen Kapiteln ist deutlich geworden, wie sehr Körper, Seele und Geist zusammenspielen und welchen Einfluss negative, aber zum Glück auch positive Gefühle und Gedanken auf unsere Gesundheit haben. Bevor Sie also mit dem Übungsteil beginnen, möchte ich Sie zunächst noch einmal zu einer kurzen persönlichen Rückschau einladen, um sich mit folgenden Fragen zu beschäftigen:

» Welchen Stellenwert hat in Ihrem Leben das Thema Gesundheit bzw. Krankheit?
» Glauben Sie, dass Sie Ihre Gesundheit nachhaltig positiv beeinflussen können?
» Haben Sie Angst vor Krankheit? Fürchten Sie, sich schnell anzustecken, wenn jemand in Ihrer Umgebung z.B. erkältet ist?
» Wie wurde das Thema in Ihrer Familie gesehen? Wurde Krankheit heruntergespielt oder wurde jeder/jede in dieser Zeit ganz besonders liebevoll betreut bzw. geschont?
» Haben Sie als Erwachsene*r selbst Erfahrungen gemacht, wie eine positive Einstellung den Verlauf einer Krankheit verändert hat? Oder haben Sie erlebt, dass Sie alles getan haben, um gesund zu bleiben oder gesund zu werden, jedoch ohne sichtbaren Erfolg?

Wie Sie an den Fragen sehen können, gibt es ganz unterschiedliche Einstellungen und Erfahrungen zum Thema Krankheit und

Gesundheit. Gerade wenn Sie bezüglich Ihres eigenen Einflusses eher negative Erfahrungen gemacht haben, ist es wichtig, sich Zweifel oder sogar innere Widerstände bewusst zu machen. Stärken Sie in diesem Fall in erster Linie den Glauben an Ihre eigene Selbstwirksamkeit (siehe Seite 89). Mit dieser Kraft können Sie auch alte Glaubensmuster wie »Wenn ich leide, werde ich geliebt« oder »Nur durch Krankheit kann ich mir Ruhe gönnen« auflösen und Ihren Geist auf Heilung einstellen.

Das Beste, was Sie für Ihre Gesundheit tun können, ist also, ihr Aufmerksamkeit zu schenken, und zwar nicht erst, wenn sie abhandengekommen ist. Sorgen Sie auf allen Ebenen gut für sich, und geben Sie der Selbstliebe genügend Raum. Richten Sie Ihre Gedanken auf Stärkung Ihres Immunsystems aus, und lassen Sie angstvolle Gedanken nicht von Ihnen Besitz ergreifen. Hören Sie im Alltag auf Ihre Intuition, die im Grunde immer weiß, was Ihnen gerade guttut oder schadet (siehe Übung Seite 108). Gönnen Sie sich immer wieder bewusst kleine Atempausen, oder machen Sie eine Visualisierungsübung mit einem Bild, das Sie erfreut, um Ihrem Immunsystem positive Impulse zu geben.

Wenn Sie Ihre körperliche Fitness aufbauen und erhalten möchten, ist regelmäßiges Training notwendig. Ähnliches gilt für die Übungen zur Aktivierung der Selbstheilungskräfte. Auch hier bringt Regelmäßigkeit den gewünschten Erfolg, und dafür reicht es, dass Sie sich täglich nur ein paar Minuten Zeit dafür nehmen. Das Immunsystem ist rund um die Uhr für uns aktiv, aber wie Sie in den vorhergehenden Kapiteln lesen können, gibt es stärkende und schwächende Einflüsse. Das Ziel aller im Buch vorgeschlagenen Übungen ist es, die schwächenden Aspekte so weit wie möglich zu begrenzen und die aufbauenden zu stärken. Der Wunsch und die Bereitschaft, diese aufbauenden Kräfte zu unterstützen, sollte Ihnen möglichst »in Fleisch und Blut« übergehen.

Alle von mir vorgeschlagenen Übungen eignen sich sowohl zur Vorbeugung als auch begleitend zu jeder Therapie. Voraussetzung ist allerdings, dass Sie die Übungen über einen gewissen Zeitraum praktizieren. Der Mensch ist ein Gewohnheitstier – alles, was wir langfristig wiederholen, wird zur Routine und somit leichter zu einer Selbstverständlichkeit. Es gibt Studien, die diesbezüglich von 21 Tagen sprechen, andere von 90 Tagen – probieren Sie es aus!

Besondere Hinweise z.B. für die Vorbereitung auf eine Operation usw. finden Sie im 6. Kapitel auf Seite 197.

Entspannung für Körper und Geist

Entspannung wirkt immer ganzheitlich. Dennoch ist der Schwerpunkt der nachfolgenden Übungen in der Regel jeweils auf den Körper, den Atem, das Nervensystem oder auf die Gehirnaktivität gerichtet. Entscheiden Sie deshalb jeweils, in welchem Bereich Sie deutlich Anspannung und Stress wahrnehmen, und wählen Sie danach Ihre Übung für den Tag aus.

Entspannung ist die Basis aller Übungen, mit denen wir die Selbstheilungskräfte aktivieren möchten. Was die Neurowissenschaftlerin und Professorin Tania Singer in Zusammenhang mit meditativer Praxis schreibt, gilt prinzipiell für alle Übungen, bei denen es um Intuition und um die Aktivierung innerer Heilkräfte geht: »Obgleich Engagement und eine entschlossene Motivation für die regelmäßige kontemplative Praxis notwendig sind, dürfte deutlich sein, dass man sich diesen mentalen Praktiken nicht mit einem angespannten Geist nähern kann. Selbst bei einfachen Meditationen, die der Konzentration und dem Ausgleich des Geistes dienen, liegt der Schwerpunkt auf Entspannung.«[16]

16 http://www.compassion-training.org/de/online/files/assets/basic-html/index.html#1

Gönnen Sie sich also eine kurze Ruhephase, bevor Sie mit den Übungen zur Stärkung der Selbstheilungskräfte beginnen, z.B. in Form einer Atemübung, einer Körperwahrnehmung, einer entspannenden Yoga-Übung usw.

Den Körper wahrnehmen und entspannen

Nutzen Sie so oft wie möglich kleine Pausen, z.B. im Büro oder im Zug, um Ihren Körper wahrzunehmen.

Schließen Sie dazu kurz die Augen, und spüren Sie Ihre Füße, z.B., indem Sie die Füße kurz fest in den Boden drücken und wieder entspannen. Nehmen Sie wahr, wie Sie sitzen oder stehen, wie sich die Schultern anfühlen. Lassen Sie die Schultern bewusst nach hinten unten sinken, und heben Sie das Brustbein etwas.

Entspannen Sie den Nacken, indem Sie den Kopf sanft ein paarmal zu beiden Seiten bewegen.

Stellen Sie sich die Frage, wie Sie sich in Ihrem Körper gerade jetzt fühlen. Nehmen Sie Impulse aus dem Körper wahr, wie z.B. den Impuls zur Bewegung oder einfach nur zum tiefen Durchatmen. Vielleicht ruft Ihr Körper auch nach Flüssigkeit, die er gerade dringend braucht.

ÜBUNG: ENTSPANNUNG FÜR DEN KÖRPER

» Legen Sie sich bequem hin, und nehmen Sie Ihren Körper wahr. Wie fühlt sich der Körper an? Angespannt, müde oder ausgeruht? Können Sie den ganzen Körper spüren oder nur einige Bereiche?

» Nehmen Sie Ihren Atem wahr, und atmen Sie etwas tiefer aus.

» Schicken Sie Ihre Aufmerksamkeit in die Füße, und wiederholen Sie mehrmals: Füße entspannt.

» Entspannen Sie auf diese Weise beide Unterschenkel, die Kniekehlen, das Becken. Nehmen Sie den ganzen Rücken wahr, und wiederholen Sie: Rücken entspannt.
» Lassen Sie die Aufmerksamkeit zu den Schultern, Armen und Händen wandern, und entspannen Sie diese Körperbereiche nacheinander.
» Entspannen Sie den Kopf: Kopfhaut, Stirn, Augenlider, Wangen, Ohren, Nase, Mund und Mundhöhle, Kinn, das ganze Gesicht.

Bleiben Sie einige Atemzüge in dieser Entspannung, und schließen Sie die Übung mit einer Affirmation ab wie: »Ich bleibe ruhig und gelassen in den Stürmen des Lebens.«

Den Atem achtsam wahrnehmen

Nehmen Sie so oft wie möglich bewusst Ihren Atem wahr. Je tiefer Sie atmen, umso besser funktioniert der Austausch zwischen frischer und verbrauchter Atemluft. Stress führt zu Anspannung in der Muskulatur und damit auch zu einer Behinderung der natürlichen Atembewegung, die sich im besten Fall bis in den unteren Bauchraum fortsetzen sollte. Ein chinesisches Sprichwort sagt sogar, dass ein gesunder Mensch auch mit den Fußsohlen atmet.

In der alten und doch so aktuellen Weisheitslehre des Yoga hat *pranayama*, die Lenkung und Rhythmisierung des Atems, einen wichtigen Stellenwert. Durch die Intensivierung der Atmung wird die Sauerstoffversorgung verbessert, das Nervensystem harmonisiert und die Lebenskraft angeregt. Die Achtsamkeit auf den Atem zu richten eignet sich deshalb auch besonders gut, aufgeregte Gefühle zu beruhigen und Stress abzubauen.

ÜBUNG: DREITEILIGE ATMUNG

- » Setzen oder legen Sie sich bequem hin, und schließen Sie die Augen.
- » Beobachten Sie, was auftaucht: Körperempfindungen, Gefühle, Gedanken – alles, was kommt, lassen Sie wieder gehen.
- » Nehmen Sie jetzt bewusst den Atem wahr.
- » Legen Sie beide Hände auf den Bauch, etwas unterhalb des Nabels. Beobachten Sie die Atembewegung, während Sie einige Male ruhig ein- und ausatmen.
- » Legen Sie die Hände seitlich an die Rippen. Beobachten Sie die Atembewegung im Brustkorb, nehmen Sie wahr, wie der Brustkorb sich nach allen Seiten beim Einatmen ausdehnt und beim Ausatmen wieder leicht zusammenzieht.
- » Legen Sie die Hände auf die Grübchen oberhalb der Schlüsselbeine zu beiden Seiten des Brustbeins. Nehmen Sie die Atembewegung in diesem Bereich wahr.
- » Verweilen Sie noch einen Moment, indem Sie die Atembewegung im ganzen Körper wahrnehmen.

ÜBUNG: ATEMBERUHIGUNG

- » Legen oder setzen Sie sich für ein paar Minuten bequem hin, und nehmen Sie einige Atemzüge lang wahr, wie Sie auf der Unterlage sitzen oder liegen. Der Boden, die Unterlage, trägt Sie verlässlich. So können Sie mit jedem Ausatmen ein wenig an Spannung loslassen – in den Füßen und Beinen, in den Armen und Schultern – loslassen.
- » Nehmen Sie Ihren Atem wahr, ist er lang oder kurz, tief oder flach? Wo spüren Sie den Atem in Ihrem Körper?
- » Achten Sie jetzt auf die Atempausen – nach dem Einatmen und nach dem Ausatmen.

» Benennen Sie die Atemphasen: Ich atme ein – Ruhe – ich atme aus – Ruhe – ich atme ein ...
» Wiederholen Sie diese Übung, wenn möglich, über einen Zeitraum von fünf Minuten, und spüren Sie anschließend nach, wie sich Ihre Atmung verändert hat.

Ruhe im Kopf

Ruhe im Kopf ist eine wichtige Voraussetzung für die Konzentration, die wir brauchen, um den Geist auf ein starkes Immunsystem »programmieren« zu können. Auch die Intuition kann sich nur bemerkbar machen, wenn wir innerlich ruhig werden.

Im Yoga nennt man diesen unruhigen Gedankenfluss, dem wir oft scheinbar ausgeliefert sind, »monkey mind« (Affengeist). Ich finde das Bild der munter von Ast zu Ast springenden Affenherde sehr treffend. Denn auch unsere Gedanken springen von einem zum anderen und bewegen sich zwischen Erinnerungen und Zukunftsbetrachtungen, zwischen Ängsten, Wünschen und Sorgen. Im negativsten Fall springen sie von einem belastenden Gedanken zum nächsten und kreieren manchmal regelrecht innere Horrorszenarien.

Alle Meditationstraditionen der Welt beschäftigen sich deshalb damit, wie man den Geist zur Ruhe bringen und sich auf das konzentrieren kann, was man sich als Objekt der Meditation ausgesucht hat.

Die nachfolgende Übung aus der Yoga-Praxis hilft Ihnen dabei, Ihre Gedanken und Gedankenmuster zu beobachten und wieder gehen zu lassen, ohne sie zu bewerten oder sich mit ihnen zu identifizieren. Wichtig ist noch zu wissen, dass in dieser Übung alles als Gedanke bezeichnet wird, auch eine Körperempfindung oder ein Gefühl, da beides ja durch einen Gedanken (z.B. meine Nase juckt) übermittelt wird.

Benennen Sie jeden Gedanken, der auftaucht, als solchen, oder versehen Sie ihn mit dem Schild »Gedanke«, um ihn dann wieder loszulassen. Sie können sich auch vorstellen, der Gedanke schwebt mit einem Luftballon nach oben, oder er wird auf ein Blatt gesetzt, das der Fluss mitnimmt. Ein Meditationslehrer hat mir einmal empfohlen, mir jeden Gedanken wie einen ungebetenen Gast vorzustellen, der durch die Vordertür hereinkommt und den ich durch die Hintertür wieder hinauslasse. Ich bin sicher, Sie finden für sich das richtige Bild. Sie brauchen bloß ein wenig Geduld und Übung. Es kann sein, dass sich anfangs gar nichts einstellt und der Gedanke erst dann auftaucht, wenn Ihre Aufmerksamkeit nachlässt.

Halten Sie mindestens fünf Minuten durch, auch wenn Ihnen bei dieser Übung die Zeit zu langsam zu vergehen scheint. Ein Küchenwecker oder eine Meditationsuhr ist generell bei solchen Übungen hilfreich.

ÜBUNG: DIE »AFFENHERDE« IM KOPF BERUHIGEN

» Setzen Sie sich bequem hin, und beobachten Sie Ihren Atem.
» Lassen Sie auftauchen, was auftauchen möchte, Körperwahrnehmungen, Gefühle, Gedanken.
» Nehmen Sie jeden Gedanken wahr, benennen Sie ihn als »Gedanken«, und lassen Sie ihn auf Ihre Weise wieder gehen – auf einer Wolke oder wie ein Blatt im Wind.
» Vielleicht brauchen Sie bei belastenden oder angstvollen Gedanken länger als bei angenehmen Gedanken – seien Sie geduldig, bis jeder Gedanke und jedes Gefühl sich auflöst.
» Wenn Ihr Geist abschweift, holen Sie ihn zurück zur Beobachtung der Gedanken.
» Spüren Sie nach Beendigung der Übung noch ein wenig nach.

Yoga Nidra

Yoga Nidra ist eine Form der Körpermeditation und eignet sich sehr gut, um Stress abzubauen, den Schlaf zu verbessern und damit auch die Selbstheilungskräfte zu unterstützen.

Bei dieser Übung lassen Sie Ihre Wahrnehmung durch den Körper in immer der gleichen Reihenfolge wandern *(nyasa)*. Die einzelnen Körperbereiche werden nur kurz angesprochen, Sie sind mit dem Bewusstsein ganz präsent in diesem Bereich, ohne länger zu verweilen. Dadurch entsteht eine besondere Form der ganzheitlichen Tiefenentspannung, die sowohl auf körperlicher Ebene erlebt wird als auch in einem Ruhigerwerden der Gedanken und in einer verbesserten Körperwahrnehmung. Im Yoga Nidra wird die Gedankenlenkung auf die einzelnen Körperregionen mit einem positiv stärkenden Satz *(sankalpa)* verbunden. Weiterführende Literatur dazu finden Sie auf Seite 231.

ÜBUNG: REISE DURCH DEN KÖRPER - YOGA NIDRA

» Legen Sie sich bequem hin, und decken Sie sich gegebenenfalls zu.
» Nehmen Sie mit geschlossenen Augen wahr, wie Sie auf der Unterlage liegen.
» Stellen Sie sich vor, Sie lassen sich einsinken wie in ein weiches dickes Federbett oder wie in warmen Sand.
» Bewegen Sie den Kopf sanft nach beiden Seiten, und lassen Sie ihn zur Mitte kommen.
» Entspannen Sie den Nacken, die Stirn und die Kiefergelenke – das ganze Gesicht.
» Beobachten Sie die Atembewegung im Körper: Nehmen Sie wahr, wie sich der Nabel sanft hebt und senkt, nehmen Sie das leichte Auf und Ab im Brustbereich wahr, und spüren Sie die sanfte Atembewegung im Bereich der Nase.

» Gedanken und Gefühle, die auftauchen, dürfen wieder gehen wie Wolken am Himmel, die weiterziehen.
» Wiederholen Sie in Ihrem Inneren:
  - »Ich bin mir bewusst, dass ich Yoga Nidra übe.«
  - »Mein Körper und mein Geist – entspannt.«
  - »Meine Selbstheilungskräfte – aktiv und verlässlich.«
» Wandern Sie nun mit Ihrer Wahrnehmung durch den ganzen Körper, beginnen Sie bei der rechten Hand:
» Daumen, Zeigefinger, Mittelfinger, Ringfinger, kleiner Finger, Handfläche, Handrücken, Handgelenk.
» Wandern Sie weiter: Unterarm, Ellbogen, Oberarm, Schulter, rechte Seite des Brustkorbs,
» Becken, rechtes Hüftgelenk, rechtes Bein – Oberschenkel, Knie, Unterschenkel, rechter Fuß: Fußrücken, großer Zeh, zweiter Zeh, dritter Zeh, vierter Zeh, kleiner Zeh, Fußsohle.
» Die ganze rechte Seite.
» Lenken Sie die Wahrnehmung zur linken Hand: Daumen, Zeigefinger, Mittelfinger, Ringfinger, kleiner Finger, Handfläche, Handrücken, Handgelenk.
» Wandern Sie weiter: Unterarm, Ellbogen, Oberarm, Schulter, linke Seite des Brustkorbs,
» Becken, linkes Hüftgelenk, linkes Bein – Oberschenkel, Knie, Unterschenkel, linker Fuß: Fußrücken, großer Zeh, zweiter Zeh, dritter Zeh, vierter Zeh, kleiner Zeh, Fußsohle.
» Die ganze linke Seite.
» Lenken Sie die Wahrnehmung zur Körperrückseite:
» Fersen, Unterschenkel, Kniekehlen, Oberschenkel, Gesäß, der ganze Rücken.
» Schulterblätter, Rückseite der Arme und Hände.
» Hinterkopf, Rückseite der Ohren.
» Die ganze Körperrückseite.

» Wandern Sie mit Ihrer Wahrnehmung über den Scheitel zur Körpervorderseite:
» Stirn, Augenbrauen, Augenlider, Nase, Wangen, Ohren, Mund und Lippen, Kinn, das ganze Gesicht.
» Brust, Vorderseite der Arme und Hände.
» Wandern Sie mit Ihrer Wahrnehmung weiter:
» Bauch, Becken, Vorderseite der Beine und Füße.
» Die ganze Körpervorderseite, der ganze Körper.
» Wiederholen Sie in Ihrem Inneren:
  - »Mein Körper und mein Geist – entspannt.«
  - »Meine Selbstheilungskräfte – aktiv und verlässlich.«
» Sie können in dieser Weise mehrmals durch den Körper gehen, bis sich eine Beruhigung einstellt, oder – wenn Sie die Übung abends im Bett machen wollen – bis Sie eingeschlafen sind.

Diese Übung können Sie herunterladen, siehe Impressum.

Die Heilkraft der Symbole

Symbole sind Träger von Informationen und können auf der emotionalen, der körperlichen und der mentalen Ebene stärkend wirken. Deshalb wurden in allen Kulturen Symbole zur Heilung eingesetzt. Dazu gehören Amulette, denen magische Kräfte zugeschrieben werden, und Fetische, die vom Schamanen als machtvolles Mittel der Kraftübertragung genutzt werden. Heilige Bäume und Krafttiere sollen die Selbstheilungskräfte des kranken Menschen anregen, Mandalas aus Sand den Menschen an die ihm innewohnende Ganzheit und an die Verbundenheit mit allem erinnern usw. Schon der geliebte Teddybär als Symbol für Wärme oder Nähe kann bei Kindern dazu führen, dass sie ruhiger werden und weniger Angst vor dem Einschlafen haben.

Das griechische Wort »symbolon« bedeutet so viel wie Wahrzeichen, Erkennungszeichen oder auch geheimes Zeichen. Ein Symbol hat immer eine Bedeutung, die über das rein Sichtbare hinausweist. Sicherlich haben Sie schon einmal eine Nachricht bekommen, die mit einem »Smiley« verziert war, mit der grafischen Darstellung eines lachenden Gesichts? Auf dem Handy gibt es eine Vielzahl von solchen Symbolen, sogenannten Emojis, die dem Empfänger einer Nachricht zusätzlich oder statt eines Textes etwas mitteilen sollen und eine Energie in Form eines Gefühls beim Empfänger in Bewegung setzen. Sind die Augenbrauen hochgezogen, soll das wohl eher Skepsis ausdrücken, ist das Gesicht zusätzlich mit einem Herzchen versehen, kann man es als Liebeszeichen verstehen. Ob ein Symbol wirkt oder nicht, hängt weitgehend vom kulturellen und persönlichen Hintergrund des Betrachters ab.

Wenn wir die großen kollektiven Symbole der Menschheit betrachten, können wir feststellen, dass diese eine enorme Wirkkraft haben. So kann das christliche Kreuz, das eigentlich ein Zeichen des Todes ist, für einen Menschen, der im Glauben verankert ist, zum Zeichen der Hoffnung werden. Die christliche Botschaft endet ja nicht am Karfreitag, sondern bei der Auferstehung an Ostern. Das Kreuz verbindet so auf symbolische Weise Tod und Leben. Vor allem als Hoffnungszeichen taucht es immer wieder während meiner Arbeit mit Musiktherapie in Zeiten großer Krisen auf. Kommt jemand aus einem anderen Kulturkreis oder spielt der christliche Glaube keine Rolle mehr, können diese Symbole an Wirkkraft verlieren. Das indische OM-Zeichen kann für einen Menschen sofort die ganze großartige Yoga-Philosophie symbolisieren, für den anderen bedeutet es nichts als ein Bild.

Persönliche Symbole können mit kollektiven verbunden sein. Bekommen wir z.B. von einem geliebten Menschen eine Kette mit einem Kreuz oder einem OM-Zeichen, wird es auch noch zum Symbol für die gemeinsame Liebesbeziehung.

Die Fähigkeit, symbolhaft zu denken

Carl Gustav Jung hat sich intensiv mit der großen Kraft und der heilenden Wirkung der Symbole beschäftigt. Er hielt die Fähigkeit, symbolhaft zu denken, für besonders wichtig. Am Beispiel des sogenannten Übergangsobjekts lässt sich das anschaulich machen. Von der Brust der Mutter entwöhnt zu werden ist für einen Säugling oft ein schwieriger Prozess. Die Brust ist ja nicht nur Spenderin der lebensnotwendigen Nahrung, sie ist auch weich und warm, und man kann sich vertrauensvoll anschmiegen. Ist das Kind in der Lage, ein Übergangsobjekt wie den Zipfel einer weichen Schmusedecke oder ein kleines Kuscheltier ähnlich beruhigend zu empfinden, gelingt es ihm besser, den Kummer über den Verlust der Brust zu überwinden. Die Decke wird dann symbolisch zur weichen Mutterbrust und macht den Übergang zur Flasche leichter. Damit wird das Übergangsobjekt auch zu einem ersten Symbol der Selbstheilung auf seelischer Ebene.

Die Selbstheilungskräfte aktivieren

Die symbolische Ebene spielt bei der Aktivierung unserer Selbstheilungskräfte eine wichtige Rolle. Das Bild eines wunderschönen Sonnenaufgangs am Meer, das z.B. während einer Visualisierungsübung auftaucht, verbindet auf symbolische Weise die reale Ebene des Sonnenaufgangs mit dem guten Gefühl, das wir durch die Übung aktivieren können. Ähnliches gilt zum Beispiel für Übungen mit Licht und Farbe: Zum einen ist die Farbe real, zum anderen kann sie für jeden Menschen symbolisch eine eigene, persönliche Bedeutung von Freude, Wut etc. haben. Auch eine bestimmte Handhaltung kann gegebenenfalls eine große Wirkung entfalten, beispielsweise das Aneinanderlegen der Handflächen, das eine Gebetsgeste symbolisiert. Es ist wichtig, eigene stärkende Symbole zu finden bzw. vorhandene zu intensivieren und zu nutzen.

Ich möchte Sie ermuntern, einen Blick auf heilende Symbole in Ihrem Leben zu werfen. Gab es in Ihrer Kindheit einen »Trösterbären«, ein bestimmtes Spielzeug, ein Buch oder ein Lied, das man Ihnen vorsingen sollte, wenn Sie krank waren? Gab es eine Lieblingsspeise, die symbolisch für Wohlbefinden und Stärkung stand? Gerade in schwierigen Lebensphasen oder während einer Krankheit können diese Symbole sehr hilfreich sein, wenn man sich daran erinnert oder sie wieder aktiviert. Vielleicht mögen Sie sich ja, falls Sie sich nicht mehr an Ihren Tröster aus der Kindheit erinnern oder diesen nicht aufgehoben haben, etwas suchen, das ab jetzt Schutz und Trost für Sie symbolisiert.

Wenn ich zurückschaue auf beeindruckende Erfahrungen mit Patient*innen, dann waren es gerade die, bei denen symbolische Kräfte eine große Rolle gespielt haben. Ich denke an eine Patientin, die durch ihre tiefe Verbindung mit der Muttergottes während einer lebensbedrohlichen Erkrankung immer wieder Mut schöpfte und sich trotz der Skepsis ihrer behandelnden Ärztin für einen ganz eigenen Weg der Behandlung entschied und wieder gesund wurde.

Je emotional positiver ein Symbol besetzt ist, umso wirksamer ist es. Wichtig beim Umgang mit Symbolen ist allerdings, dass man die symbolische Ebene nicht gleichsetzt mit der konkreten materiellen Ebene. Die Wirkkraft des Symbols liegt auf einer immateriellen, geistigen Ebene, auf der Ebene von Energie und Information. Eine CD mit technischen Mitteln zu untersuchen würde lediglich die materielle Ebene zeigen, nicht aber den Inhalt, der dennoch eine große Bedeutung für uns haben kann.

Rituale als symbolische Handlungen

Rituale als symbolische Handlungen sind seit jeher mit Heilung verbunden. Bereits viele unserer alltäglichen Rituale haben eine positive Wirkung auf Gesundheit und Psyche und stärken damit auch das Immunsystem. Denken Sie an die morgendlichen und abendlichen Reinigungsrituale, an eine tägliche Yoga-Praxis oder das Joggen nach der Arbeit. Wir wissen, wie wichtig z.B. Einschlafrituale nicht nur für Kinder sind, um eine gute Nachtruhe zu gewährleisten. Auch eine abendliche Rückschau auf den Tag, eine Bitte um eine gute Nacht oder ein Gebet können unseren Geist beruhigen und unser Vertrauen in die Rhythmen des Lebens stärken.

Die regelmäßige Meditation oder das regelmäßige Gebet gehören zu den Ritualen, die Sicherheit und Geborgenheit geben und auf diese Weise unser Immunsystem stärken können (siehe Seite 26). Dabei kann das Gemeinschaftserleben an sich genauso wirken wie die Verbindung zu einer transpersonalen Kraft.

Auch wenn Rituale für viele Menschen nicht mehr mit einem dahinterliegenden Sinn verbunden sind, haben sie dennoch eine gewisse strukturierende und stabilisierende Wirkung, wie man z.B. an den adventlichen und weihnachtlichen Festritualen erkennen kann.

Rituale sind immer verbunden mit einem gewissen Rhythmus, der uns unterstützt und Energie spart, weil wir »das Rad nicht täglich neu erfinden« müssen. Denken Sie an ein Auto, das stecken geblieben ist. Durch rhythmisches Hin-und-her-Schieben kann es leichter wieder in Bewegung gebracht werden als durch eine bloße einmalige Kraftanstrengung. So empfehle ich Ihnen, Ihre Übungen zur Anregung der Selbstheilungskräfte regelmäßig zu wiederholen. Schon die morgendliche Lichtdusche (siehe Seite 173) kann so ein kleines Ritual sein, das täglich wiederholt einen spürbaren Effekt bringt. Sollten Sie an einem konkreten Problem leiden, einen Schmerz bearbeiten wollen, brauchen Sie neben häufiger Wiederholung vor allem Geduld und Ausdauer, denn je regelmäßiger Sie »behandeln«, umso leichter werden die heilenden Schwingungen auf Ihre Zellen übergehen.

Die Heilkraft der inneren Bilder

In seinem Buch »Die Macht der inneren Bilder«[17] geht der Neurobiologe Gerald Hüther der Frage nach, wie innere Bilder unsere Vorstellungen, unser Denken, Fühlen und Handeln beeinflussen. Wir brauchen Bilder, um Handlungen zu planen, um Situationen zu meistern und auf Bedrohungen zu reagieren. Bilder greifen auf kollektive Vorstellungen zurück, auf Verhaltensweisen unserer Vorfahren, auf eigene Lebenserfahrungen, die wir abgespeichert haben.

Innere Bilder, so schreibt Hüther, sind maßgeblich dafür verantwortlich, wie und wofür wir unser Gehirn benutzen. Sie sind sozusagen die Verbindung zwischen geistigen und materiellen Prozessen. Es lohnt sich also herauszufinden, welche Bilder wir benutzen, welche Bilder uns immer noch nützlich sind und uns guttun und welche Bilder wir verändern möchten. Die Selbstheilungskräfte anzuregen bedeutet, die innere Bilderwelt so zu gestalten, dass unser Gehirn die richtigen aufbauenden Bilder an Psyche und Immunsystem weiterleitet.

Viele Übungen in diesem Buch haben zum Ziel, innere Bilder nicht nur auftauchen zu lassen, sondern sie wirklich mit allen Sinnen zu spüren und vor allem genau zu beobachten. In der Aktiven Imagination, die C.G. Jung während einer schweren Lebensphase entwickelte, geht es darum, mit diesen Bildern in Kontakt zu treten. Jung schreibt dazu in einem Brief von 1947: »Bei der aktiven Imagination kommt es darauf an, dass Sie mit irgendeinem Bild beginnen (...) Betrachten Sie das Bild und beobachten Sie genau, wie es sich zu entfalten oder zu verändern beginnt. Vermeiden Sie den Versuch, es in eine bestimmte Form

17 Gerald Hüther: Die Macht der inneren Bilder. Vandenhoeck & Ruprecht. 2011

zu bringen, tun Sie einfach nichts anderes als beobachten, welche Wandlungen spontan eintreten.«[18]

Durch diesen Kontakt mit den innerseelischen Bildern können sich die Inhalte des Unbewussten mit unserem Bewusstsein verbinden und ihre Energie entfalten. Bleiben wir bei der Aktivierung der Selbstheilungskräfte, so können wir z.B. durch »Gespräche«, die wir auf diese Weise mit »inneren Beratern« führen, herausfinden, was wir brauchen, was hinter einem Symptom steckt oder welche Widerstände sich dem Wunsch, gesund zu werden, auf der unbewussten Ebene entgegenstellen.

Der innere Entspannungsplatz – Ruhepol und Ausgangspunkt Ihrer Reisen

Neben dem Bedürfnis nach Ruhe haben wir alle ein Bedürfnis nach Sicherheit und Geborgenheit. Sicher kennen Sie das beruhigende Gefühl, wenn Sie aus der Hektik des Alltags zurück in Ihre Wohnung kommen. Ein realer Platz, an dem wir uns geschützt fühlen, ist wichtig, doch ebenso wichtig ist es, dass wir in unserem Inneren einen solchen Platz finden. Stellen Sie sich vor, dass Sie an diesem Ort niemand stören kann, Sie sicher und geschützt sind. Einen solchen inneren Ruheplatz können Sie auch während des Tages für eine kurze Verschnaufpause aufsuchen, um neue Kraft zu tanken. An diesem Platz können Sie in Kontakt treten mit Ihrer Intuition oder mit inneren Beratern. Der Platz kann zum Ausgangspunkt für eine innere spannende Reise werden oder zum Erholungsplatz, wenn Sie krank sind. Ich begebe mich z.B. an den inneren Ruheplatz, bevor ich anfange zu schreiben. Hier kann ich mich sammeln und meine Gedanken auf das Thema konzentrieren, das ich bearbeiten möchte. Der Platz kann auch zum Kreativ-Platz werden, wenn Sie eher Anregungen als Ruhe brauchen. Hier können Sie Ideen entwickeln, was Sie in Ihrem Leben verändern

18 C.G. Jung: Briefe 2. Walter Verlag. 1972, S. 76

möchten oder wie Sie mehr Lebensfreude finden. Denn manchmal kann ja auch zu viel Ruhe und Entspannung Stress bedeuten, wenn Sie glauben, damit Wichtiges im Leben zu verpassen. Hier können Sie auch Ihrem inneren Kind begegnen, Ressourcen entdecken oder sich in Ihrer Vorstellung mit Menschen verbinden, die räumlich weit entfernt sind. Vielleicht taucht dieser Mensch ja dann an Ihrem Platz der Geborgenheit auf und schenkt Ihnen etwas oder gibt Ihnen einen Rat.

ÜBUNG: EINEN INNEREN PLATZ DER RUHE UND GEBORGENHEIT ERSCHAFFEN

» Legen oder setzen Sie sich bequem hin.

» Nehmen Sie Ihren Atem wahr – vertiefen Sie das Ausatmen, und entspannen Sie sich dabei mehr und mehr. Der ganze Körper entspannt.

» Stellen Sie sich eine Treppe vor, die Sie langsam Stufe für Stufe nach unten gehen, während Sie von 10 bis 1 zählen. Bei jeder absteigenden Zahl können Sie sich noch tiefer entspannen.

» Stellen Sie sich einen inneren Platz der Ruhe und Geborgenheit vor. Vielleicht gibt es diesen Platz bereits, dann lassen Sie das Bild so plastisch wie möglich aus Ihrer Erinnerung auftauchen.

» Oder entwickeln Sie einen solchen Entspannungsplatz in Ihrer Vorstellung – ganz nach Ihren Wünschen. Wie sieht dieser Platz aus? Gibt es Pflanzen oder Tiere, Wasser oder Berge? Wo können Sie sich bequem niederlassen?

» Es ist Ihr ganz persönlicher Platz der Ruhe und Geborgenheit. An diesem Platz kann Sie niemand stören. Dieser Platz ist Ihre innere Wellness-Oase, hier können Sie sich auch für kurze Zeit zurückziehen, ausruhen und neue Energie tanken.

» An diesem Platz können Sie mit allem in Kontakt kommen, was Sie sich wünschen: mit Ihrem inneren Kind, mit liebevollen, Sie ganz und gar akzeptierenden Menschen, mit inneren Beratern und alten Weisen, mit Ihren Visionen und Träumen, mit Ihrer kreativen Kraft.
» Verabschieden Sie sich, bevor Sie den Platz verlassen, und kommen Sie über Ihre imaginäre Treppe wieder zurück in die Außenwelt – während Sie von 1 bis 10 zählen.
» Nehmen Sie sich noch einen Moment Zeit, um nachzuspüren, was aufgetaucht ist, bevor Sie die Augen wieder öffnen. Achten Sie darauf, ob ein Bild oder eine Botschaft noch sehr präsent ist.

Gehen Sie so oft wie möglich an den inneren Entspannungsplatz. Gestalten Sie den Platz so, dass Sie sich wohlfühlen.

Diese Übung können Sie herunterladen, siehe Impressum.

ÜBUNG: DIE INNEREN RATGEBER

» Setzen oder legen Sie sich bequem hin, und schließen Sie die Augen. Entspannen Sie den Körper, indem Sie langsam und tief ausatmen. Stellen Sie sich vor, wie Sie immer gelöster in die Unterlage einsinken.
» Zählen Sie langsam von 10 bis 1 und stellen Sie sich dabei eine Treppe vor, die Sie Stufe für Stufe nach unten gehen.
» Lassen Sie in Ihrer Vorstellung einen inneren Entspannungsplatz entstehen.
» Stellen Sie sich vor, Sie laden innere Ratgeber ein, denen Sie vertrauen. Vielleicht möchten Sie sich jemanden vorstellen, den Sie bewundern und den Sie wegen ihrer/seiner Weisheit gern an Ihrer Seite hätten. Es kann eine Person aus der Geschichte sein oder aus dem Bereich der

Heilung wie Hildegard von Bingen oder der große Arzt Paracelsus.

- Wenn Sie keine bestimmte Person im Sinn haben, stellen Sie sich vor, an Ihrem Entspannungsplatz taucht aus der Ferne eine Gestalt auf. Vielleicht können Sie zuerst nur die Füße und das Gewand sehen, dann die ganze Gestalt und vielleicht sogar das Gesicht. Fragen Sie, mit welchem Namen Ihre Ratgebergestalt angesprochen werden möchte.
- Vielleicht möchten Sie eine Frage stellen? Seien Sie nicht enttäuscht, wenn Sie nicht gleich eine Antwort bekommen, vielleicht braucht es ein wenig Zeit und Geduld.
- Vielleicht möchte Ihnen Ihre innere Ratgeberin, Ihr Ratgeber etwas sagen oder zeigen.
- Verabschieden Sie sich nach einer Weile, und kommen Sie über Ihre Treppe wieder zurück in die Außenwelt, während Sie von 1 bis 10 zählen.
- Schreiben Sie Ihre Erfahrungen auf, oder malen Sie wenn möglich ein Bild.

Diese Übung hat sich in meiner Praxis sehr bewährt. Allerdings ist es notwendig, dass Sie regelmäßig üben, bis Sie einen verlässlichen Partner oder eine Partnerin an Ihrer Seite haben, der oder die das große Reservoir der inneren Weisheit verkörpert.

»Ankerbilder« entwickeln

Ankerbilder sind mit einem positiven Gefühl und/oder einer guten Erinnerung verbunden. Wie ein Anker verhindert, dass ein Schiff abdriftet, kann ein solches Bild Ihren Geist in einem positiven Gefühl verankern. Ein Ankerbild kann sogar aufkommende Angst und Panikgefühle zum Abklingen bringen, wie einige

Patient*innen berichteten. Lassen Sie sich ein wenig Zeit, solchen Bildern in Ihrem Inneren auf die Spur zu kommen. Vielleicht gibt es ein Foto, auf dem Sie einfach nur glücklich wirken, vielleicht die Erinnerung an eine Bergwanderung oder an einen Sonnenaufgang am Meer. Manchmal können auch drollige Hunde oder strahlende Kinderaugen zu einem Ankerbild werden. Sie können Ihre Bilder natürlich immer wieder aktualisieren.

Wenn es gerade mal turbulent zugeht in Ihrem Kopf und Sie sich gestresst fühlen, dann konzentrieren Sie sich auf Ihr Ankerbild und lassen es auf sich wirken.

Solche Bilder entfalten augenblicklich ihre Energie, die bis auf die körperliche Ebene zu spüren ist. Manchmal gibt es ein Bild, das über Jahre aufbauend wirkt und Sie mit Energie versorgt, wenn Sie sich daran erinnern; dann sollten Sie es auf alle Fälle behalten.

ÜBUNG: EIN ANKERBILD ENTSTEHEN LASSEN

» Setzen oder legen Sie sich bequem hin, und schließen Sie die Augen. Entspannen Sie den Körper, indem Sie mehrmals langsam und tief ausatmen.

» Lassen Sie Ihren Geist in Ihre Erinnerungsbilder wandern.

» Erinnern Sie sich an ein glückliches Erlebnis, an eine schöne Begegnung, an Bilder aus der Natur, an einen schönen Sommer- oder Wintertag. Erinnern Sie sich an Momente, in denen Sie sich frei, gesund, glücklich gefühlt haben.

» Wählen Sie ein Bild aus, das Ihnen besonders kraftvoll erscheint. Nennen Sie es Ihr »Ankerbild«. Es verankert die positive Empfindung, die Sie mit diesem Bild verbinden, in Ihrem Bewusstsein.

» Senden Sie mit diesem Bild die Botschaft dieses positiven und stärkenden Gefühls an Ihren ganzen Körper.

Machen Sie sich Ihr Ankerbild im Laufe des Tages immer wieder mal bewusst, und verbinden Sie es mit einem strahlenden Licht und einem positiven Gefühl. Stellen Sie sich vor, wie dieses Licht Sie schützt vor allem Negativen, seien es Bakterien, Viren oder negative Gedanken.

Eine Reise durch den Körper

Normalerweise sind wir es gewohnt, in der äußeren Welt zu reisen. Weniger vertraut ist uns das Reisen in die inneren Welten, wie wir es beispielsweise in der Aktiven Imagination tun. Stellen Sie sich vor, Sie könnten durch das Innere Ihres Körpers reisen und würden interessante neue Erfahrungen machen wie auf einer richtigen Reise. Sie könnten mit Ihren Körperzellen sprechen wie mit Bewohnern anderer Länder und wichtige Informationen von ihnen bekommen. Um die innere Welt zu erkunden, brauchen Sie vor allem Neugier, und zwar darauf, sich selbst zu besuchen. Dem bayerischen »Tragik-Komiker« Karl Valentin wird der Satz zugeschrieben: »Gestern wollte ich mich besuchen, aber ich war nicht zu Hause.« Ich denke, so geht es uns auch oft. Wir sind nicht zu Hause bei uns und bei unserem Körper. Wir wundern uns dann, warum dieser unseren Besuch anmahnt, indem er z.B. mit einem Symptom auf sich aufmerksam macht.

Für die nachfolgende Übung habe ich als Reiseziel das Immunsystem ausgesucht. Natürlich können Sie Ihre inneren Reisen auch auf andere Bereiche des Körpers ausdehnen.

Lesen Sie sich, wenn möglich, das 1. Kapitel über das Immunsystem von Prof. Schubert noch einmal durch. So vertiefen Sie die Erkenntnis, dass alle Organsysteme eng mit dem Immunsystem und damit auch mit unserer Abwehr, unseren Selbstheilungskräften verbunden sind. Auch die Bedeutung des Stressgeschehens für den Körper wird dabei noch einmal deutlich. Negativer Stress kann sich in allen Bereichen des Körpers bemerkbar machen. In der Naturheilkunde spricht man diesbezüglich vom »Ort des geringsten Widerstands«, an dem sich Störungen zeigen. Dabei gibt es keinen Unterschied, ob diese Belastungen, die ein Organsystem schwächen, von außen in Form von Umweltbelastungen kommen oder von innen in Form dauernder emotionaler Stressoren. Die nachfolgenden Übungen sollen dazu dienen, das entsprechende Organ zu unterstützen und Stress abzubauen.

Sein Immunsystem zu pflegen heißt, Verantwortung für sich selbst zu übernehmen, nicht nur für Ernährung und Lebensgewohnheiten, sondern auch für Gedanken und Gefühle, für eine gute Beziehung mit sich selbst und anderen.

Wiederholen Sie die nachfolgende Übung so oft wie möglich, wenn Sie sich verletzt haben oder wenn Sie das Gefühl beschleicht, dass sich eine Erkältung ankündigt. Sie können damit jede Therapie unterstützen im Kampf gegen Erreger wie Viren, Bakterien, Parasiten oder im Kampf gegen Krebszellen.

ÜBUNG: IMMUNSYSTEM STÄRKEN

» Setzen oder legen Sie sich bequem hin, und schließen Sie die Augen. Nehmen Sie Ihren Atem wahr. Vertieftes Ausatmen hilft Ihnen, sich tiefer zu entspannen. Wenn Sie noch irgendwo im Körper Spannungen wahrnehmen, lassen Sie diese mit dem Ausatmen los. Gedanken und Gefühle dürfen auftauchen und auch wieder gehen – so wie Wolken am Himmel weiterziehen.

» Spüren Sie nach, wie die Entspannung sich anfühlt, eher wohlig schwer oder leicht und schwerelos? Lassen Sie Ruhe einkehren – Ruhe erleben, die Ruhe selbst sein.

» Lenken Sie Ihre Wahrnehmung nach innen. Stellen Sie sich auf Höhe Ihrer Augen im Inneren des Kopfes ein helles

Licht vor. Von diesem Licht geht eine heilende Energie aus, das Ihre Selbstheilungskräfte stärkt. Das Licht kann:

- wie ein Laserlicht eingedrungene schädliche Substanzen zerstören und entartete eigene Zellen auflösen,
- es kann Sie wie eine undurchdringliche Barriere nach außen vor Eindringlingen wie Viren oder Bakterien schützen,
- es kann Ihren Körper mit heilender Energie versorgen.

» Das Licht erfüllt den ganzen Kopf, alle Teile des Gehirns, den Hals und den ganzen Oberkörper – alle Zellen sind erfüllt von Licht und heilender Energie.

» Das Licht fließt weiter in die Arme und Hände – alle Zellen sind erfüllt von Licht.

» Das Licht fließt in den ganzen unteren Bauchbereich, ins Becken, in die Beine und Füße – in alle Zehen. Jede Zelle des Körpers ist erfüllt von heilendem Licht.

» Die ganze Wirbelsäule erscheint licht und hell. Der ganze Körper ist licht.

» Unterstützen Sie diese Lichtkraft, und schicken Sie Liebe zu allen Ihren Körperzellen.

» Sprechen Sie mit Ihren Abwehrzellen, und unterstützen Sie Ihr Immunsystem, indem Sie darauf vertrauen, dass es alles tut, um Sie gesund zu erhalten oder wieder gesund werden zu lassen.

» Ihr Immunsystem ist verbunden mit einer größeren heilenden Kraft, einer göttlichen Energie, die unerschöpflich ist.

» Wiederholen Sie in Ihrem Inneren:

- Heilendes Licht stärkt mein Immunsystem.
- Mein Immunsystem arbeitet besser, besser und besser – besser von Moment zu Moment.
- Ich bin dankbar für ein starkes Immunsystem, das mich schützt.

» Seien Sie sich bewusst, das Licht bleibt bei Ihnen, auch wenn Sie sich jetzt wieder in die Außenwelt begeben, die Augen öffnen, sich strecken und dehnen.

Diese Übung können Sie herunterladen, siehe Impressum.

Machen Sie sich die Körperintelligenz zunutze, indem Sie Ihre Zellen im Abwehrkampf unterstützen, wenn Sie sich nicht wohlfühlen oder erkrankt sind. Die wichtigste Voraussetzung dabei ist, dass Sie so entspannt wie möglich sind. Das ist nicht so leicht, vor allem wenn Sie unter Schmerzen leiden. Nutzen Sie unterstützende Möglichkeiten wie entspannende Musik oder beruhigende Düfte wie Lavendel oder Melissenöl, und/oder legen Sie Ihre Hände auf schmerzende Körperstellen.

ÜBUNG: BLOCKADEN AUFLÖSEN – NEUE ENERGIE TANKEN

» Setzen oder legen Sie sich bequem hin, und nehmen Sie den Atem wahr. Spüren Sie die Atembewegung im Bauch- und Brustraum. Stellen Sie sich vor, wie sich die Atembewegung weiter ausdehnt bis in die Beine und Füße, in die Arme und Hände, in den oberen Brustraum, in den Hals und in den Kopf – bis der Atem den ganzen Körper erfüllt.

» Begeben Sie sich jetzt auf eine Reise durch Ihren Körper, um herauszufinden, welcher Teil Ihres Körpers, welches Organ Aufmerksamkeit und Energie benötigt. Vielleicht gibt es auch eine Botschaft Ihres Körpers, die für Ihre Gesundheit wichtig ist.

» Achten Sie auf ein Zeichen, welches Organ oder welcher Körperteil Sie »ruft« – vielleicht mit einem Wort, einem Bild oder einer Farbe. Stellen Sie sich dann vor, wie Sie heilende

Energie zu dieser Körperstelle, zu diesem Organ lenken. Legen Sie dabei, wenn möglich, die Hände an diese Stelle.

» Wenn Sie gerade unter Schmerzen leiden, lenken Sie den Atem an die schmerzende Stelle – in den Schmerz hinein – und stellen Sie sich vor, wie er mit dem Ausatmen nach außen fließen kann. Bei jedem Ausatmen ein wenig mehr.
» Beginnen Sie Ihre Wanderung durch den Körper beim Kopf, achten Sie auf alle Hinweise, die Sie erhalten.
» Gehen Sie weiter zum Hals und zu den Schultern.
» Nehmen Sie Ihre Arme und Hände mit allen Gelenken wahr.
» Lenken Sie Ihre Wahrnehmung zum Brustbereich mit allen Organen.
» Gehen Sie weiter, und wenden Sie sich dem Bauchraum mit allen Organen zu: Gibt es eine Botschaft – ein Organ oder eine Körperstelle, die auf sich aufmerksam macht und Zuwendung braucht?
» Wenden Sie sich dem Becken mit allen seinen Organen zu.
» Nehmen Sie den Rücken und die Wirbelsäule wahr.
» Wandern Sie nun mit der Aufmerksamkeit in die Beine und Füße mit allen Gelenken.
» Stellen Sie sich den Energiefluss im ganzen Körper wie einen frischen Wind vor. So, wie der Wind im Herbst alte Blätter vom Baum fegt, nimmt dieser energetische Atem-Wind alles mit, was Sie belastet – Blockaden, Spannungen, Schmerz –, und bringt gleichzeitig neue Energie.
» Loslassen und reinigen – neue Energie aufnehmen: Lassen Sie alles einfach nur geschehen, und überlassen Sie sich dem Heilungsprozess.
» Lösen Sie sich langsam aus der Innenschau, und kommen Sie zurück in die Außenwelt, öffnen Sie die Augen, strecken und dehnen Sie sich genüsslich.

» Lassen Sie sich noch ein wenig Zeit, um nachzuspüren. Gibt es eine Botschaft, eine Information, einen Wunsch, den Ihr Körper Ihnen mitgeteilt hat?

Diese Übung können Sie herunterladen, siehe Impressum.

Innerer Hausputz

Dass wir uns jeden Tag reinigen, duschen oder baden, regelmäßig die Hände waschen, unsere Zähne putzen – all das ist für uns Alltagsroutine. Zu diesen Reinigungsprozessen gehört natürlich auch, dass wir uns des »Abwassers« entledigen sowie der nicht verarbeiteten oder unverdauten Nahrung und damit auch der abgestorbenen oder vom Immunsystem unschädlich gemachten Zellen. In der alten Naturheilkunde wurde diesen Ausscheidungsprozessen unter dem Stichwort Entgiftung sehr große Aufmerksamkeit geschenkt. Gerade in Zeiten, in denen beispielsweise ein Virus unser Leben nahezu beherrscht, wissen wir, welchen wichtigen Stellenwert die Reinigung von Haut und Schleimhaut hat.

Die folgende Übung, die ich bei dem englischen Heiler Gilbert Anderson kennenlernte (siehe Seite 92), möchte ich Ihnen besonders ans Herz legen. Dabei ist ganz besonders Ihre Fantasie gefragt, denn Sie sollen sich vorstellen, wie Sie mit einer Art magischem Schwamm das Äußere und Innere Ihres Körpers reinigen, alle Gewebe und Gefäße. Er nimmt alles mit, was dem Körper nicht mehr guttut: fremde Eindringlinge wie Viren, Bakterien oder Pilze und entartete eigene Körperzellen, die täglich im Immunsystem eliminiert werden müssen. Mit dieser Übung unterstützen Sie den Körper bei seiner täglichen Routinearbeit. Stellen Sie sich vor, Sie reinigen Ihren Körper genauso selbstverständlich, wie Sie es am Morgen und Abend tun – nur diesmal innerlich und mit der Kraft der Vorstellung.

Viele meiner Patient*innen haben diese Übung wie das Zähneputzen in ihren Alltag integriert und berichten von erstaunlichen Ergebnissen. Eigentlich kein Wunder, denn wir wissen inzwischen, dass innere Bilder enorm wirksam sind und zu einem großen Teil in unserem Körper ähnliche Prozesse in Gang setzen wie das reale Tun. Eine Patientin hatte kürzlich bei diesem inneren »Check-up« sogar festgestellt, dass ihre Organe ganz müde und grau wirkten. Sie konnte diesen Grauschleier mit dem Schwamm nicht entfernen. Da sie sich seit einigen Tagen erschöpft fühlte, gab die Übung dann den Ausschlag, sich für eine Blutuntersuchung beim Arzt anzumelden. Dabei wurde festgestellt, dass nicht nur ihre Eisenwerte, sondern auch einige andere wichtige Werte »im Keller« waren, wie sie sagte. Ihr Körper hatte ihr also mit dem Bild der müden Organe eine klare Botschaft gegeben.

ÜBUNG: DER MAGISCHE SCHWAMM

» Setzen oder legen Sie sich bequem hin. Nehmen Sie wahr, wie die Unterlage Sie trägt. Ihr Körper kann sich dabei mehr und mehr entspannen. Vertieftes Ausatmen hilft Ihnen dabei.

» Gedanken oder Gefühle dürfen auftauchen und wieder gehen wie Wolken, die am Himmel weiterziehen.

» Entspannen Sie sich noch tiefer, während Sie eine imaginäre Treppe nach unten gehen. Sie können dabei von 10 bis 1 zählen und sich bei jeder absteigenden Zahl tiefer entspannen.

» Stellen Sie sich vor, Sie machen sich auf eine Reise hinaus in die Natur.

» Es ist ein warmer Sommertag, Sie wandern durch Wiesen und Felder und kommen zu einem kleinen Fluss mit kristallklarem Wasser. Das Wasser ist so klar, dass Sie bis auf den Grund sehen können.

» Von den Geistwesen des Wassers bekommen Sie die Botschaft, dass es sich um ein besonderes Wasser handelt, ein Wasser, das reinigende und heilende Qualität hat.
» Es lädt Sie ein, Ihre Kleider abzulegen und in den Fluss zu steigen. Das Wasser bedeckt Ihre Füße und Ihre Unterschenkel bis zu den Knien. Tauchen Sie einmal kurz ein in das angenehm erfrischende Wasser, und spüren Sie es auf Ihrer Haut.
» Sie setzen sich ans Ufer und entdecken nun neben sich eine Art magischen Schwamm, mit dem Sie Ihren Körper äußerlich *und* innerlich reinigen können. Beginnen Sie mit Ihrer Haut, und waschen Sie alles ab, was sich dort abgelagert hat.
» Wenden Sie sich dann dem Inneren Ihres Körpers zu. Auch hier kann der Schwamm seine reinigende Wirkung entfalten – er nimmt alles mit, alte verbrauchte Zellen, Ablagerungen, Eindringlinge und Zellen, die Ihnen schaden könnten.
» Beginnen Sie damit, das Innere Ihrer Füße und Beine zu reinigen, alle Gewebe, Gefäße, Zellen – der Schwamm saugt alles auf – bevor Sie ihn jetzt im klaren Wasser auswaschen. Der Fluss nimmt alles mit und wandelt es um.
» Reinigen Sie mit dem Schwamm Ihren unteren Bauch- und Beckenraum, alle Organe, Gefäße und Gewebe, alle Zellen. Waschen Sie den Schwamm wieder aus.
» Gehen Sie weiter mit dem Schwamm durch den ganzen oberen Bauchraum, durch alle Organe, Gefäße, Gewebe – alle verbrauchten Zellen, Ablagerungen –, alles nimmt der Schwamm mit. Waschen Sie ihn gründlich aus.
» Reinigen Sie mit dem Schwamm das Innere des ganzen Oberkörpers und des Halses, alle Gewebe, Organe und Gefäße. Alles wird gereinigt, bevor Sie den Schwamm wieder auswaschen.

- Reinigen Sie das Innere Ihrer Arme und Hände, alle Gewebe, alle Zellen.
- Waschen Sie den Schwamm aus, und reinigen Sie die ganze Wirbelsäule, alle Gewebe, alle Zellen.
- Waschen Sie den Schwamm sehr gründlich aus, und reinigen Sie das Innere des Kopfes:
- die Stirnhöhle, die Nebenhöhlen, das Innere von Augen und Ohren, Nase und die Mundhöhle. Alles, was sich auf den Schleimhäuten abgelagert hat, nimmt der Schwamm mit. Reinigen Sie alle Bereiche des Gehirns, alle Gewebe, alle Zellen.
- Waschen Sie den Schwamm ein letztes Mal aus, und legen Sie ihn neben sich an den Rand des Flusses. Bedanken Sie sich bei dem magischen Schwamm und dem heilkräftigen Wasser.
- Lassen Sie sich noch einen Augenblick von der wärmenden Sonne trocknen. Ihr Körper ist äußerlich und innerlich gereinigt – hell und licht.
- Legen Sie Ihre Kleider wieder an, und machen Sie sich auf den Rückweg zu Ihrer Treppe, die Sie zurück in die Außenwelt bringt, während Sie von 1 bis 10 zählen.
- Lassen Sie sich noch eine Moment Zeit, um nachzuspüren, bevor Sie sich dem Außen wieder öffnen und sich ausgiebig strecken und dehnen.

Diese Übung können Sie auch herunterladen, siehe Impressum.

Die Heilkraft der Affirmationen

Positive Bewertung, Zustimmung oder Bejahung sind andere Begriffe für Affirmation oder auch für Autosuggestion. Sie können sich und damit auch Ihr Immunsystem mithilfe von Affirmationen positiv einstimmen. Das bedeutet nicht, die Realität zu verdrängen und sich das Leben »schönzureden«, sondern es bedeutet, die Verantwortung zu übernehmen und sich für das einzusetzen, was wir persönlich verwirklichen wollen. Der Glaube an die aufbauenden Kräfte, der Glaube an das Gute im Menschen und die Dankbarkeit für das Gute in unserem Leben stärken die eigenen Selbstheilungskräfte sicherlich mehr als das gemeinsame Bejammern der Zustände in der Welt.

Der Begriff Autosuggestion ist wohl für immer mit dem Namen des französischen Apothekers Émile Coué (1857–1926) verbunden. Er entdeckte die große Kraft positiver Affirmationen für den Menschen. Seine Überzeugung basierte auf zwei Grundgedanken:

1. Jeder Gedanke ist bestrebt, wirklich zu werden.
2. Nicht unser Wille, sondern unsere Kraft zur »Einbildung« und unsere Fähigkeit, etwas zu glauben, ist die bedeutsamste Eigenschaft in uns.

Seine bekannteste Affirmation, die er jedem, vor allem jedem kranken Menschen empfahl, lautet: »Es geht mir jeden Tag und in jeder Hinsicht immer besser und besser!«

Er empfahl, diesen Satz etwa 20-mal knapp vor dem Einschlafen und morgens, unmittelbar nach dem Aufwachen, also in Zeiten zwischen Tag und Traum, zu sprechen.

Verwenden Sie diese oder eine eigene positive Affirmation, die speziell auf Ihr Ziel ausgerichtet ist, und sprechen Sie diesen Satz mehrmals täglich in einem entspannten Zustand. Verbinden Sie die Worte mit einem guten Gefühl oder einem schönen Bild, so wirken sie stärker. Nachfolgend finden Sie einige Affirmationen, die meine Patient*innen formuliert haben und die sich bei ihnen bewährt haben:

»Ich vertraue meinen Selbstheilungskräften und meiner Abwehrkraft«
»Gesundheit und Ordnung in allen meinen Körperzellen«
»Es geht mir besser, besser und besser«
»Ich vertraue den aufbauenden Kräften in mir und in der Welt«
»Mein Immunsystem ist stark und verlässlich«

Wenn Sie sich im Laufe des Tages an Ihre Affirmation erinnern oder nur kurz ein inneres Bild aktivieren und die positiven Kräfte aufrufen wollen, nutzen Sie die Drei-Finger-Technik. Durch das Aneinanderlegen der Finger verstärken Sie die Konzentration und schaffen einen kleinen Moment der Entspannung. Darüber hinaus unterstützt diese Handhaltung die Wirkung einer Affirmation bzw. verstärkt die Kraft, das Gewünschte zu erreichen.

ÜBUNG: DREI-FINGER-TECHNIK

» Schließen Sie die Augen, und stellen Sie sich vor, Sie blicken mit dem inneren Auge in den Raum hinter Ihrer Stirn.
» Legen Sie Daumen, Zeigefinger und Mittelfinger einer Hand aneinander, so als würden Sie eine Prise Salz nehmen.
» Spüren Sie die sanfte Berührung Ihrer Fingerspitzen.
» Stellen Sie sich eine imaginäre Verbindung zwischen Ihren Fingern und dem Raum hinter Ihrer Stirn vor – zwischen Ihren Fingern und Ihrem Gehirn.
» Wiederholen Sie die nachfolgenden Sätze:

- Immer wenn ich die drei Finger aneinanderlege, wird mein Atem ruhiger, mein Geist entspannter, mein Immunsystem stärker.
- Immer wenn ich die drei Finger aneinanderlege, vertiefe ich meine Konzentration und meine Intuition.

Diese Übung können Sie herunterladen, siehe Impressum.

Die Heilkraft der Hände

Berührung erleben wir immer ganzheitlich, schreibt Prof. Schubert, also auf körperlicher und seelisch-geistiger Ebene. Berührt werden ist für die gesamte menschliche Entwicklung und vor allem für die Gehirnentwicklung eines Neugeborenen von größter Wichtigkeit.

Für das Heilen mit Händen bzw. das Behandeln gibt es beeindruckende Zeugnisse in den ägyptischen Königsgräbern. Die teilweise hervorragend erhaltenen Wandmalereien zeigen Frauen, die ihren Partnern oder ihren Kunden die Füße massieren. Andere Bilder zeigen, wie Hände auf die Stirn oder auf die Brust gelegt werden. Die 25000 Jahre alten Höhlenmalereien in den Pyrenäen zeigen ähnliche Darstellungen, wenn auch bei Weitem nicht so künstlerisch gestaltet. Die Heilkraft der Hände gehört sozusagen zur Grundausstattung des Menschen, die uns hilft, in dieser Welt zu überleben. Wir können diese Kraft spüren, wenn wir die Hand auf ein schmerzendes Knie oder auf die schmerzhafte Wange legen. Wir empfinden es sofort als Linderung, auch wenn dadurch meist keine wirkliche lang anhaltende Schmerzberuhigung erzielt werden kann.

Wichtig ist vor allem Geduld und die Fähigkeit der Konzentration, um unsere Aufmerksamkeit ganz auf die Heilkraft unserer Hände richten zu können. Konzentration brauchen wir, weil wir wissen, dass die Energie dort fließt, wo unsere Aufmerksamkeit ist. Wenn die Aufmerksamkeit mehr beim Schmerz als bei der Heilkraft ist, die über unsere Hände übertragen wird, wird der Schmerz uns sofort wieder in seinen Bann ziehen. Werden Sie sich der Kraft in Ihren Händen im Alltag bewusst. Legen Sie Ihre Hände nicht nur auf schmerzende Stellen Ihres Körpers, sondern auch dahin, wo Sie Spannung und Kälte spüren.

Wie wohltuend die Heilkraft der Hände ist, zeigt sich u.a. in der großen Nachfrage nach manuellen Therapien wie Massagen, Osteopathie, Craniosacral-Therapie und anderen Formen der Chirotherapie.

ÜBUNG: STIRN-HINTERKOPF-HALTUNG

» Wenn sich Ihr Kopf müde und überlastet fühlt, setzen oder legen Sie sich entspannt hin, und schließen Sie die Augen.

» Legen Sie eine Handfläche auf die Stirn, die andere an den Hinterkopf. Atmen Sie dabei tief und regelmäßig. Konzentrieren Sie sich dabei auf die Berührung Ihrer Hände mit Stirn und Hinterkopf. Vielleicht können Sie auch einen angenehmen Energiefluss zwischen Ihren Händen spüren. So werden Sie allmählich ruhiger und ruhiger.

» Bleiben Sie in dieser Haltung, solange es Ihnen angenehm ist.

Aus der alten Heilkunst des Jin Shin Jyutsu, die von einem Japaner namens Jiro Murai Anfang des 20. Jahrhunderts neu belebt wurde, empfehle ich Ihnen eine Übung, die sich bei mir persönlich und in meiner Praxisarbeit bewährt hat. Sie können sie am Morgen im Bett praktizieren oder immer, wenn sich im Alltag eine Pause ergibt. Schon nach wenigen Wiederholungen ist die belebende Wirkung zu spüren.

ÜBUNG: DEN FLUSS DER ENERGIE HARMONISIEREN

- Setzen oder legen Sie sich bequem hin, entspannen Sie sich, und atmen Sie mehrere Minuten tief ein und aus. Stellen Sie sich vor, wie Atem und Energie an Ihrer Körperrückseite nach oben steigen und an der Vorderseite des Körpers wieder nach unten fließen. Wiederholen Sie diesen Energiekreislauf mehrmals.
- Halten Sie mit der rechten Hand Ihren linken Daumen, spüren Sie den Fluss der Energie; Alltagsermüdung wird »herausgeputzt«, Magenverstimmungen werden beseitigt.
- Halten Sie den Zeigefinger, und spüren Sie das Strömen der Energie; alle Ängste beginnen dahinzuschmelzen, alle Aufnahme- und Ausscheidungsfunktionen verbessern sich.
- Fahren Sie mit dem Mittelfinger fort; alle Frustrationen, Unentschlossenheit und Wut beginnen dahinzuschmelzen, Harmonie wird wiederhergestellt, Augenspannungen beginnen sich zu lösen.
- Halten Sie den Ringfinger, und spüren Sie den Fluss der Energie; alle tiefe Traurigkeit, Verletzungen und Depressionen beginnen dahinzuschmelzen, die Körperenergie beginnt zuzunehmen; es wird einfacher, zu lächeln und den Lebensatem zu empfangen.
- Halten Sie den kleinen Finger, und spüren Sie den Fluss der Energie; alle Bemühungen schmelzen dahin, und Sie können einfach sein. Herzfunktionen werden harmonisiert, die Nerven werden entspannt, vollkommener Friede erfüllt den Körper.
- Bleiben Sie mehrere Minuten bei jedem Finger, und wechseln Sie dann die Hände.

ÜBUNG: ENERGIE VON HIMMEL UND ERDE AUFNEHMEN

» Stellen Sie sich aufrecht hin, die Füße parallel und hüftbreit auseinander, die Knie leicht angewinkelt, die Schultern sind entspannt.
» Lenken Sie Ihre Wahrnehmung zu den Füßen, zur Verbindung zwischen den Füßen und der Erde. Stellen Sie sich vor, Ihre Füße sind wie Wurzeln, die Sie – auch über viele Stockwerke hindurch – mit der Erde verbinden.
» Lenken Sie die Wahrnehmung zum Scheitel und stellen Sie sich eine imaginäre Verbindung zwischen Ihrem Scheitel und dem Himmel vor. So ist Ihr Scheitel mit dem Himmel verbunden.
» Reiben Sie Ihre Handflächen kräftig aneinander, bis sie warm oder sogar heiß werden. Lösen Sie die Hände etwa 10 bis 15 Zentimeter voneinander, und spüren Sie die Energie, die jetzt zwischen den Händen entstanden ist.
» Heben Sie den rechten Arm mit lockerem Ellbogen nach oben, die Hand bildet eine Schale. Stellen Sie sich vor, Sie nehmen über Ihre Hand Energie aus dem Himmel auf.
» Gleichzeitig führen Sie den linken Arm mit lockerem Ellbogen nach unten; über die Handfläche der linken Hand nehmen Sie in Ihrer Vorstellung Energie aus der Erde auf.
» Bleiben Sie in dieser Haltung fünf bis zehn Atemzüge lang, die Schultern sind locker.
» Führen Sie dann beide Hände zu Ihrer Körpermitte etwas unterhalb des Nabels. Die Finger sind gespreizt, die Hände berühren sich nicht und berühren auch nicht den Körper, bleiben also einige Zentimeter davor. Wieder nehmen Sie bewusst fünf bis zehn Atemzüge und stellen sich dabei vor, wie Sie die aufgenommene Energie in Ihren Körper lenken.

- Wechseln Sie jetzt die Hände, d.h., die linke schaut nach oben und die rechte nach unten, und führen Sie anschließend die Hände in der vorher beschriebenen Weise zum Brustkorb. Schicken Sie die aufgenommene Energie in Ihren Brustraum, während Sie bewusst atmen.
- Abschließend reiben Sie die Handflächen noch einmal aneinander und halten beide Handflächen übereinandergelegt vor die Mitte der Stirn, während Sie Energie in diesen Bereich schicken und tief atmen.
- Lösen Sie die Hände, und spüren Sie der Übung im Stehen oder Sitzen einige Minuten nach.

Die Heilkraft der Musik

Musik wurde in vielen Kulturen für Heilung eingesetzt. So kennt man in der indischen Ayurveda-Medizin oder in der Traditionellen Chinesischen Medizin heilende Gesänge und Musik für spezielle körperliche und seelische Beschwerden. Auch wurde Musik zu allen Zeiten verwendet, um den Menschen in Kontakt mit dem transpersonalen oder göttlichen Bereich zu bringen. Dazu setzte man Instrumente ein wie die Trommel bei den Schamanen oder liturgischen Gesang wie in der Gregorianik. Ziel war es zum einen, durch tranceartige Rhythmen oder einstimmige Gesänge tiefere Bewusstseinsebenen (siehe Seite 101) zu erreichen. Auf dieser tieferen Ebene kann nicht nur Spannung und Stress abgebaut werden, sondern es entsteht auch eine Öffnung in transpersonale Bereiche. Zum anderen war die Musik selbst gesungenes Gebet wie in der christlichen Tradition.

Musik wirkt auf allen Ebenen des Menschen: sie beeinflusst die körperliche, emotionale, mentale und geistig-spirituelle Ebene.

In unserem Organismus gibt es kaum eine Funktion, die nicht von periodisch wiederkehrenden Prozessen, von Zyklus,

Schwingung oder Rhythmus geprägt ist. Gesundheit kann in diesem Sinne als die Fähigkeit des Organismus verstanden werden, im eigenen Rhythmus und gleichzeitig in einer lebendigen Resonanz innerhalb der einzelnen Systeme im Organismus und mit der Umgebung zu bleiben. Krankheit kann man aus dieser Sicht als Verlust der rhythmischen Schwingungsfähigkeit verstehen, die durch Musik wieder in Bewegung, in Harmonie versetzt werden kann. Denken Sie an ein einfaches Beispiel: Ihre Muskeln sind verspannt, und Sie fühlen sich nicht wohl. Plötzlich weckt ein Musikstück aus dem Radio Ihr Interesse, Sie drehen die Lautstärke höher, und Ihr Körper fängt wie von allein an sich zu bewegen, Sie wippen mit den Füßen oder kreisen die verspannten Schultern. Vielleicht reißt der Rhythmus der Musik Sie so mit, dass Sie anfangen zu tanzen. Die biophysische Schwingung der Musik überträgt sich in diesem Fall in anregender Weise auf das Gehirn und über das Nervensystem auf die Muskulatur. Wenn Ihnen die Musik gefällt, d.h., wenn zum Rhythmus eine positive Bewertung aus dem limbischen System, der Gefühlszentrale des Gehirns, dazukommt, dann fühlen Sie sich insgesamt energetischer und positiver. Und schon haben Sie Ihrem Immunsystem einen Kick verschafft. Es wird nicht nur die Durchblutung in der Muskulatur angeregt, sondern auch Anspannung und Stress abgebaut. Dasselbe gilt für die Wirkung eines langsamen Rhythmus und einer ruhig dahinfließenden Melodie. Diese Musik kann Sie entspannen, beruhigen oder sogar in Schlaf versetzen. Und wieder haben Sie dadurch Ihre Selbstheilungskräfte angeregt. Finden Sie durch die Wahl der richtigen Entspannungsmusik sogar zu einer längerfristigen Verbesserung des Schlafs, haben Sie weiter Punkte für ein gesundes Immunsystem gesammelt.

Musik wirkt auf Gehirn und Nervensystem

Der Grund für diese positiven Reaktionen des menschlichen Körpers auf Musik liegt in der veränderten Gehirnaktivität, die durch Musik erreicht wird. Vom Gehirn aus wird das willkürliche Nervensystem aktiviert, Ihre Füße beginnen im Takt zu wippen. Die Musik kann aber auch das autonome oder vegetative Nervensystem in Tätigkeit versetzen und das Zusammenspiel zwischen Sympathikus und Parasympathikus beeinflussen. Auf diesem Weg kann Musik u.a. Herzschlag und Blutdruck verändern und die Magen- und Darmbewegungen ebenso wie den Schlaf harmonisieren. Auch die Atmung tritt in Resonanz mit der Musik, vertieft sich oder wird flacher, schneller oder langsamer.

Musik kann außerdem schmerzlindernd wirken, die Heilung fördern oder die Herabsetzung von Narkose- und Schmerzmitteln möglich machen. All das ist inzwischen durch viele Studien belegt. Die stimmungsaufhellende Wirkung der Musik kann durch die Ausschüttung von Endorphinen, d.h. durch sogenannte körpereigene Opiate, erklärt werden. Dies kann dann geschehen, wenn ein bestimmter Rhythmus vorherrscht – zwischen 68 und 72 Schlägen pro Minute – oder wenn das Musikstück über einen harmonischen Anteil von konsonanten und dissonanten Klängen verfügt. Auch die Klangfarbe, die durch die verschiedenartigen Instrumente und die dabei mitschwingenden Obertöne erzeugt wird, spielt eine große Rolle. Welche Musik oder welches Instrument allerdings ein solches Gänsehaut-Feeling auslöst, das dann die Ausschüttung dieser »Glückshormone« begünstigt, scheint von persönlichen Vorlieben abhängig zu sein.

Wo hat sich der Stress im Körper festgesetzt?

Musik ist ein gutes Mittel, um negativen Stress abzubauen. Nehmen Sie sich deshalb in Zeiten erhöhter Stressbelastung so oft wie möglich Zeit, um wahrzunehmen, wo sich der Stress in Ihrem Körper festsetzt: Ist es ein nervöser Magen, oder sind es verspannte Schultern? Brauchen Sie Bewegung oder Ruhe? Danach wählen Sie die Musik aus, die Ihnen hilft, wieder in Balance zu kommen. Damit die Musik diese Aufgabe erfüllen kann, ist Achtsamkeit von besonderer Bedeutung. Hören Sie mit allen Sinnen, ja sogar mit Ihrem ganzen Körper. Nehmen Sie Unterschiede in der Musik bewusst wahr, und achten Sie auf die Wirkung der Musik auf Ihren Körper und Ihre Psyche. Ist die Anspannung vor allem auf der muskulären Ebene wahrzunehmen, wählen Sie Musik mit einem schnellen Tempo, die Sie zur Bewegung einlädt.

Aber auch wenn Ärger oder Groll Ihnen Stress verursachen, sollten Sie der Musik eine Chance geben, Ihnen zu helfen. Hierfür empfehle ich Ihnen z.B. afrikanische Trommelmusik oder eine gewaltige Symphonie mit großem Orchester, jedenfalls sollte die Musik laut und intensiv sein.

- Singen Sie so oft wie möglich Lieder, die Sie aus Ihrer Kindheit kennen, Popsongs oder die Europa-Hymne »Freude schöner Götterfunken«. Singen hält gesund.
- Spielen Sie Musik oder hören Sie Musik, und bewegen Sie sich dazu. Achten Sie darauf, welcher Rhythmus der Musik Sie zu welcher Bewegung anregt. Tanzen Sie alleine zu Hause, oder planen Sie z.B., einen Tangokurs zu besuchen.
- Hören Sie Ihre Lieblingsmusik, und achten Sie darauf, wie die Musik Ihre Stimmung beeinflusst. Finden Sie heraus, welche Musik Ihnen guttut, wenn Sie sich gestresst fühlen, traurig oder ängstlich. Stellen Sie sich eine kleine Musikbibliothek zusammen, die Sie dann jeweils verändern oder ergänzen können.

Mit Musik zu den heilenden Bildern der Seele

Es scheint tatsächlich ein Vorrecht der Musik zu sein, das Innere des Menschen in einer besonderen Weise in Stimmung zu versetzen und zu beeinflussen.

In meiner Arbeit mit einer speziellen Form der rezeptiven Musik-Psychotherapie (GIM – Guided Imagery and Music) setze ich hauptsächlich klassische Musik als therapeutisches Medium ein. Sie eignet sich besonders für diese therapeutische Arbeit, weil sie durch die Vielfalt der eingesetzten Instrumente und den komplexen kompositorischen Aufbau die Komplexität des Menschen mit seinen verschiedenen Seelenregungen deutlich widerspiegelt.

In unserer Seele liegt ein unerschöpfliches Reservoir an heilenden Bildern (siehe Seite 126), die wir durch Musik aktivieren und nutzen können.

Helen Bonny, die Begründerin dieser musiktherapeutischen Methode, sah in der Musik den vielleicht effektivsten und sichersten Öffner zu den Türen der unbewussten Bereiche in unserer Psyche. Die Musik kann uns helfen, Widerstände zu überwinden, um zu den Wurzeln unserer Ängste und Blockaden vorzudringen und sie im besten Fall auch aufzulösen. Vor allem können auf dieser inneren Reise manchmal ungeahnte Ressourcen wie innere Stärke, Mut und Selbstvertrauen aktiviert werden. Dies geschieht in der Regel in Form von inneren Bildern oder Wahrnehmungen körperlicher Art und vor allem in Form von tief erlebten Gefühlen.

Praktizieren Sie die anschließende Musikreise, wann immer Sie Hilfe und Unterstützung oder Rat aus Ihrem Unbewussten brauchen. Lassen Sie sich dabei von der Musik an die Hand nehmen und führen. Nehmen Sie bewusst alles wahr, was in Ihrem Inneren auftaucht: Erinnerungen, Bilder, Botschaften, Veränderung in der körperlichen Befindlichkeit oder Gefühle. Ich möchte Ihnen diese Übung besonders ans Herz legen, da ich mich von der heilenden Qualität der Musik nicht nur in meiner Praxis-Arbeit immer wieder aufs Neue überzeugen kann.

ÜBUNG: MUSIKREISE

- Fragen Sie sich zunächst, welches Thema Sie gern mit der Musik bearbeiten möchten.
- Vielleicht möchten Sie wissen, wie Sie Ihre Selbstheilungskräfte anregen können oder was hinter einem Symptom steckt, das Sie plagt.
- Wählen Sie ein Musikstück aus, das Ihnen gefällt. Stellen Sie sich vor, die Musik ist wie eine Reiseführerin, die Sie an die Hand nimmt und begleitet.
- Legen Sie sich bequem hin, und entspannen Sie sich, indem Sie das Ausatmen vertiefen und Ihrem Körper die Botschaft »entspannen« geben.
- Sie können auch an den Platz der inneren Ruhe und Geborgenheit gehen und von dort aus die Reise antreten oder ein Bild, das Sie mit Ihrem Symptom verbinden, als Ausgangspunkt nehmen.
- Bitten Sie die Musik, Sie an den richtigen Platz zu führen und Ihnen die richtige Information zu Ihren Fragen, Ihrem Thema zu geben.
- Lauschen Sie der Musik, und beobachten Sie alle Bilder, Gedanken, Gefühle oder Körperwahrnehmungen, die auftauchen. Gehen Sie mit der Musik und den inneren Bildern weiter, halten Sie keines willentlich fest.
- Wenn die Musik zu Ende ist, lassen Sie sich noch ein wenig Zeit, um zu betrachten, was aufgetaucht ist.
- Vielleicht möchten Sie das Erlebte aufschreiben oder malen. Vielleicht erschließt sich Ihnen der Sinn auch erst später, sonst können Sie die Reise mit einem anderen Musikstück wiederholen, um mehr Klarheit zu bekommen.

Die Heilkraft des Geistes

Geistiges Heilen (Spiritual Healing) spielt genauso wie die Musik in vielen Heiltraditionen der Welt eine wichtige Rolle. Obwohl die geistige und spirituelle Dimension auch heute von vielen Menschen nicht angezweifelt wird, spielt geistiges Heilen in unserer Therapie-Landschaft kaum eine Rolle. Der bereits erwähnte englische Geistheiler Gilbert Anderson geht davon aus, dass prinzipiell jeder Mensch über diese Kräfte verfügt. Allerdings glaube ich, dass neben einer gewissen Begabung eine entwickelte Persönlichkeit notwendig ist, die sich ganz in den Dienst dieser geistigen Kräfte stellt. Ich hatte das Glück, einigen Menschen zu begegnen, die diesbezüglich über ganz außergewöhnliche Fähigkeiten verfügen. Nicht selten kamen diese durch einen erlittenen Schicksalsschlag zum Vorschein, wie bei dem vor einigen Jahren verstorbenen Heiler Heinz Fischer. Nachdem er in jungen Jahren erblindet war, entwickelte sich in ihm die Fähigkeit des inneren Sehens und die Fähigkeit, Heilkräfte zu übertragen. Eine besondere Rolle spielt in meinem Leben die Begegnung mit dem nigerianisch-amerikanischen Visionär und Heiler Onye Onyemaechi. Seine Arbeit ist gekennzeichnet von einem tiefen Glauben und einer großen Liebe zu den Menschen. Ihm geht es wie meiner früheren Lehrerin Emilie Baumgartner darum, diese heilenden Kräfte im Menschen selbst zu wecken. Ein Kennzeichen für echte geistige Heiler*innen ist es, dass sie keine Abhängigkeit herstellen. In ihrer Gegenwart fühlt man sich begleitet und gleichzeitig frei und angeschlossen an das eigene Kraftreservoir. Man lernt immer mehr die eigenen Grenzen zu erweitern und Angst zu überwinden.

Kann Glaube heilen?

Mit dieser Frage setzt sich u.a. die Psychoneuroimmunologie auseinander. Eine Erkenntnis aus den durchgeführten Studien scheint zu sein, dass ein fester Glaube uns sicherer fühlen lässt.

Ebenso wie der Glaube an die eigenen Fähigkeiten (Selbstwirksamkeit) begünstigt der Glaube an ein höheres Wesen unser Erleben, die Kontrolle über die Situation zu haben. Dies steht im Gegensatz zum schwächenden Empfinden von Hilflosigkeit oder Machtlosigkeit. Dabei spielen feste Rituale ebenso eine wichtige Rolle wie die Zugehörigkeit zu einer Gruppe Gleichgesinnter.

Auch die transpersonale Psychologie beschäftigt sich mit dem Thema, wie heilsam Spiritualität und Glaube für unsere Psyche ist. Sie verbindet die Erkenntnisse traditioneller Weisheitslehren mit moderner Psychologie. »Die transpersonale Psychologie sieht das Selbst, den Wesenskern des Menschen, nicht wie die traditionelle Psychologie allein auf die Persönlichkeit bezogen, sondern offen zum Überpersönlichen hin, daher die Bezeichnung transpersonal. Das transpersonale Selbst oder die Innere Weisheit ist der Schlüssel für eine ganzheitliche Heilung«, schreibt der Psychologe Sylvester Walch.[19]

Heilung als zentraler Aspekt aller Religionen

Die Verbindung von Glauben und Heilung hat in allen Kulturen eine lange Tradition. So wird z.B. im tibetischen Buddhismus die Grüne Tara als Symbol der Göttlichen Mutter verehrt. Ihr Name bedeutet Stern, göttliche Energie oder Retterin und deutet auf ihre Bedeutung als Göttin des Mitgefühls oder der Heilung hin. In unserem christlichen Glauben ist es die Muttergottes, die in so vielen kleinen und großen Notsituationen um Hilfe gebeten wird. Ihre Bedeutung zeigt sich in den vielen Marien-Wallfahrtsorten, an denen man unzählige Danksagungen für eingetretene Heilung findet. Heilung ist ein zentraler Aspekt aller Religionen, der sogenannten Hochreligionen genauso wie der Naturreligionen.

19 https://www.walchnet.de/transpersonale-psychologie-und-holotropes-atmen

In den Schriften des Neuen Testaments nimmt das Thema Heilung einen großen Raum ein. Jesus, der Heiler, steht in einer langen Tradition von Heilern. Mit seiner Fähigkeit zu heilen wurde immer die herausragende Stellung eines göttlichen Menschen betont. Die Heilungswunder, von denen die Bibel berichtet, fordern uns heraus. Kann man sich wirklich vorstellen, dass ein lahmer Mensch wieder gehen konnte, nur weil Jesus ihn dazu aufgefordert hat? Ist dieses Wunder auf psychischer Ebene zu verstehen? Heißt das, dass sich der Kranke gesund und wieder wie gehend fühlte, weil er von Jesus als im ganzheitlichen Sinn gesunder Mensch wahrgenommen wurde? Ist es nicht auch bereits ein Heilungswunder, wenn wir von einer schweren Krankheit genesen, wenn eine Operation gelingt und ein Tumor beseitigt werden kann?

Und wie sind die Heilungswunder zu bewerten, die amtlich bestätigt und von Experten geprüft in Lourdes oder anderswo passieren? Kann der Glaube wirklich heilen?

Sich öffnen lernen für die spirituelle Kraft

Ich glaube, diese Frage kann nur jeder Mensch für sich beantworten. Ich selbst traue der Heilkraft des Glaubens sehr viel zu und finde es deshalb auch schade, dass der spirituelle Aspekt der Heilung bei uns weder in der Medizin noch in der Psychotherapie oder in unseren Kirchen wirklich einen angemessenen Platz hat. Umso positiver habe ich es empfunden, als ich in einer Londoner Klinik ein Hinweisschild sah, auf dem die täglichen Uhrzeiten für Geistheilung (Spiritual Healing) angegeben waren. Auch der englische Heiler Gilbert Anderson (siehe Seite 92), arbeitete einmal in der Woche im örtlichen Krankenhaus, wohin wir ihn sogar damals begleiten konnten. Für ihn war diese Form von Heilung geleitet von einer Kraft, die weit über unser materielles Verständnis hinausgeht. Er sah sich keinesfalls als einen besonderen Menschen. »Ich kann mich lediglich ganz öffnen für die Verbindung mit dieser spirituellen Kraft, und so kann ich anderen helfen, sich auch für diese heilende Energie zu öffnen«, erklärte er uns Seminar-Teilnehmer*innen. Durch ihn habe ich verstanden, dass es nicht darum geht, sich in erster Linie auf den Heiler zu verlassen und auf ein Wunder zu hoffen, sondern auf die Kraft im eigenen Inneren, die verbunden ist mit einer spirituellen Kraft, die größer ist als unser Wollen und Können.

Versuchen Sie doch einmal schon bei kleineren körperlichen oder seelischen Problemen, das Gebet, den Dialog mit Gott oder einer Göttin oder einer universellen Kraft zur Aktivierung der Selbstheilungskräfte zu wählen. Vielleicht gelingt Ihnen diese Verbindung auch leichter, wenn Sie einen Vermittler wählen, beispielsweise einen Heilungsengel, der Sie während einer Krankheit begleitet. Der Engel steht hier nicht für eine eng definierte Figur aus einer Religion, sondern für eine universelle Kraft, die zwischen Himmel und Erde vermittelt. Finden Sie dafür Ihr eigenes Bild und Ihre eigene Vorstellung, die von der gängigen abweichen kann. So kann z.B. ein verstorbenes geliebtes Tier durchaus engelartige Qualitäten verkörpern.

ÜBUNG: VERBINDUNG MIT DER GÖTTLICHEN HEILKRAFT

» Setzen Sie sich aufrecht und entspannt hin, und schließen Sie die Augen.
» Zählen Sie langsam von 10 bis 1, um auf eine tiefere Bewusstseinsebene zu kommen.
» Verbinden Sie sich in Ihrer Vorstellung über die Füße mit der Erde und über den Scheitel mit dem Himmel.
» Stellen Sie sich vor, wie universelle oder göttliche Heilkraft über den Scheitel in Sie einfließt, und lenken Sie diese Kraft in Ihren ganzen Körper. Vielleicht mögen Sie dieser

Heilkraft eine Farbe geben, falls Ihnen die Vorstellung so leichter fällt.

- Gehen Sie mit Ihrer Aufmerksamkeit zu der Stelle Ihres Körpers, an der Sie diese Heilenergie besonders benötigen. Bitten Sie mit einem Ihnen vertrauten Gebet oder mit einem Gebet, das Sie spontan formulieren, um die Verbindung mit der göttlichen Heilkraft in Ihnen. Formulieren Sie Ihren Wunsch nach Heilung. Wiederholen Sie mehrmals: »ICH BIN die wirkende göttliche Heilkraft in mir. ICH BIN vollkommene Gesundheit.« Bleiben Sie eine Weile in Verbindung mit dieser Heilkraft.
- Bedanken Sie sich, bevor Sie die tiefere Ebene verlassen, und zählen Sie langsam von 1 bis 10, um wieder in die Außenwelt zurückzukommen.

Vielleicht kennen Sie in Ihrem Leben das Bedürfnis, besondere Orte und sakrale Räume aufzusuchen, um Ruhe und Kraft aufzutanken. In der nachfolgenden Übung schlage ich Ihnen einen solchen inneren sakralen und heilenden Raum vor, den Sie ganz nach Ihren Vorstellungen gestalten können. Diesen Raum können Sie im Gegensatz zur Realität immer aufsuchen, wenn Sie Ruhe, Inspiration, Heilung benötigen.

ÜBUNG: REISE ZUM HEILUNGSTEMPEL

- Setzen oder legen Sie sich bequem hin, und schließen Sie die Augen. Atmen Sie einige Male tief und gleichmäßig ein und aus. Lassen Sie sich mit jedem Atemzug tiefer in die Unterlage einsinken, wie in warmen weichen Sand.
- Während Sie von 10 bis 1 zählen, gehen Sie eine imaginäre Treppe nach unten und entspannen sich dabei tiefer und tiefer.

» Stellen Sie sich Ihren idealen Entspannungsplatz vor, und entspannen Sie sich noch tiefer.
» Nun machen Sie sich auf den Weg zu Ihrem Heilungsplatz. Sie gehen einen Weg entlang, mitten durch eine Wiese, durch einen Wald oder auf einen Berg. Schließlich sehen Sie in der Ferne einen Platz, der Sie magisch anzieht. Je näher Sie kommen, umso genauer können Sie erkennen, was Sie hier erwartet.
» Hier auf diesem besonderen Platz finden Sie einen sakralen Raum, einen Raum der Heilung, vielleicht eine Kirche oder einen Tempel.
» Der Raum ist mit einer Tür verschlossen, die Sie jetzt vor sich sehen. Sie öffnen die Tür und betreten den inneren Raum der Heilung.
» Ihr Blick fällt auf eine Art Altar, der in der Mitte steht. Sie sehen einen Kristall, von dem ein leuchtendes Licht ausgeht. Sie fühlen eine ganz besondere Kraft in diesem Raum.
» Vielleicht zeigt sich Ihnen ein innerer Geistführer, ein innerer Heiler, eine Heilerin oder ein Schutzengel, der Kontakt mit Ihnen aufnehmen möchte. Betrachten Sie die Gestalt ganz genau. Wie wirkt sie? Kommt sie Ihnen vertraut vor? Bitten Sie die Heilerin oder den Berater um Unterstützung, und warten Sie, ob Sie ein Zeichen bekommen.
» Vielleicht legt die Gestalt Ihnen die Hände auf den Scheitel oder auf eine verletzte Stelle? Vielleicht bekommen Sie ein heilendes Symbol, das Sie nachher mitnehmen können?
» Bleiben Sie, solange Sie sich hier wohlfühlen, bedanken Sie sich, und kehren Sie zurück in die Außenwelt, während Sie von 1 bis 10 zählen.
» Spüren Sie Ihren Körper bewusst auf der Unterlage liegen oder sitzen. Bewegen Sie sich, gähnen und strecken Sie sich, und öffnen Sie die Augen.

Suchen Sie diesen inneren Heilungstempel auf, wenn Sie Ihre Selbstheilungskräfte anregen möchten, wenn Sie Heilung auf körperlicher oder seelischer Ebene suchen. Sie können diesen besonderen Ort z.B. auch aufsuchen, wenn Sie jemandem verzeihen oder eine eigene seelische Verletzung heilen möchten. Sie werden erleben, dass Ihnen vieles leichter gelingt, wenn Sie in Verbindung mit Ihrer Seelenkraft sind, an die Sie in diesem inneren Tempel angeschlossen sind.

Engel: Helfer aus einer »anderen Welt«

Der Begriff »Engel« kommt aus dem Altgriechischen und bedeutet sowohl hier als auch im Hebräischen »Bote« oder »Abgesandter«. Engel sind von Gott geschaffen und diesem unterstellt. Nach dieser Vorstellung können sie offensichtlich zwischen den Welten wandern, sodass ihre Energie auch für uns spürbar werden kann. Es gibt Menschen, die davon berichten, dass sie Engel sehen und mit ihnen in Kontakt treten können. Für meine Schweizer Lehrerin und Freundin Emilie war der Erzengel Michael das Symbol für die universelle Heilkraft. Wenn sie für einen ihrer Patienten um die Unterstützung auf dem Weg der Heilung bat, dann entwickelte sie selbst eine so enorme Energie, dass alles Zaudern und Zögern hinweggefegt wurde. Sie war fest überzeugt, dass wir diese universelle Kraft in uns spüren müssen, um das Immunsystem vor allem während einer schweren Krankheit auf bestmögliche Weise anzuregen. Der Erzengel Michael war für sie die Verbindung zu dieser Energie und damit das Symbol der Heilkraft, eine Art Schutzengel des Immunsystems, der unseren Körper mit seinem Flammenschwert gegen Viren und Bakterien und negative Kräfte verteidigt.

In meiner Erfahrung zeigen Engel sich in besonderen Fügungen oder Begegnungen, die mich ahnen lassen, dass ich von unsichtbaren guten Mächten begleitet bin.

»Plötzlich wurde ich vor der Operation ganz ruhig. Dabei hatte ich vorher fast Todesangst. Die große Ruhe überkam mich, nachdem ich das Gefühl hatte, jemand steht hinter mir und beschützt mich.« Das sagte mir kürzlich eine Patientin, nachdem sie nach einer erfolgreichen Operation aus dem Krankenhaus entlassen worden war. Auf meine Frage, ob sie wisse, wer da hinter ihr stand, antwortete sie: »Ich glaube, es war ein Engel, obwohl ich doch eigentlich an so etwas gar nicht glaube.« Ja, manchmal kommt eine solche Unterstützung, ohne dass wir sie rufen. In der Regel ist es aber wichtig, um Unterstützung zu bitten. Man sagt, die Engel sind darauf angewiesen, dass wir sie rufen und im Notfall auch um Hilfe bitten.

Auch wenn Sie vielleicht das Gefühl haben, dass diese Verbindung nicht sofort funktioniert – haben Sie Geduld und versuchen Sie es wieder. Vielleicht zeigt sich Ihr Schutzengel in Form eines Menschen, der Sie unerwartet anruft, oder in Form eines plötzlich entstehenden Gefühls von Schutz und Sicherheit.

Achtsamkeit macht das Leben reicher

Achtsamkeit ist der erste Schritt und letztlich die Voraussetzung für Meditation. Sie kann auch losgelöst als eine eigene Übung verstanden werden. Achtsamkeit beginnt allerdings im Alltag und kann im Gehen oder Sitzen geübt werden oder auf dem Meditationskissen oder Bänkchen. Wir können in Gedanken versunken oder grübelnd über die Sorgen des Alltags durch einen sommerlichen Park gehen und nichts um uns herum wahrnehmen. Oder wir können durch den Park gehen und achtsam unsere Umgebung wahrnehmen. Erst jetzt fällt uns auf, dass in dem kleinen Teich ein halbes Dutzend schnatternder Enten schwimmt oder dass eine ganze Bienenschar um einen blühenden Busch herumschwirrt. Achtsamkeit ist die nicht-wertende Aufmerksamkeit, die sich auf den gegenwärtigen Moment bezieht. Achtsamkeit lässt uns aber nicht nur die Eindrücke der Außenwelt tiefer und intensiver wahrnehmen, sondern auch die Bewegungen unserer Innenwelt. Betrachten wir achtsam unsere Gedanken und Gefühle, bekommen wir Aufschluss über das, was in uns vorgeht, und gleichzeitig kommen unsere Gedanken zur Ruhe. Achtsamkeit ist gesund, das zeigen inzwischen unzählige Studien, die u.a. im Auftrag der von Jon Kabat-Zinn begründeten Achtsamkeitsbewegung in Auftrag gegeben wurden. Achtsamkeit verstärkt die Körperwahrnehmung und lässt uns innerlich ruhiger werden, verbessert die Konzentration, stärkt die Abwehrkraft, um nur einige Beispiele der positiven Wirkungen zu nennen.

ÜBUNG: ACHTSAMKEITS-MEDITATION

» Nehmen Sie eine aufrechte und für Sie bequeme Sitzposition ein.
» Legen Sie den rechten Handrücken in die linke Handfläche.
» Schließen Sie die Augen, und lassen Sie hinter den geschlossenen Augen die Empfindung von Klarheit entstehen.
» Nehmen Sie Ihre Sitzhaltung wahr, Ihre Hände, die Berührung beider Hände.
» Bewerten oder verändern Sie nichts, nehmen Sie einfach nur wahr.
» Nehmen Sie Ihr Gesicht wahr, die Augen, Wangen, Lippen.
» Nehmen Sie wahr, wie der Atem Ihren Brustkorb bewegt, beobachten Sie diese Bewegung, immer nur diese eine Bewegung: ein – aus.
» Beobachten Sie Ihre Gedanken, wie sie kommen und gehen, bewerten Sie nichts, verändern Sie nichts, beobachten Sie nur.
» Akzeptieren Sie Ihre Gedanken, wie sie kommen und gehen.
» Beobachten Sie jeden einzelnen Atemzug.

» Beobachten Sie Ihre Wachheit und Klarheit.
» Öffnen Sie die Augen, und strecken und dehnen Sie sich, bevor Sie sich wieder der Außenwelt zuwenden.

Meditation – eine Verabredung mit sich selbst

Der Begriff Meditation umfasst viele Formen und eine vielfältige Übungspraxis, wobei die Ziele sich in der Regel gleichen: innehalten, ruhig werden bei gleichzeitiger innerer Wachheit, wahrnehmen, was im Inneren wirklich vorgeht, das Wirkliche vom Unwirklichen unterscheiden, das Wichtige vom Unwichtigen, das Bewusstsein für die spirituelle Energie des Universums öffnen.

Während die christliche Meditationsform der Kontemplation weniger bekannt ist, erfreut sich die buddhistische Meditation oder die Yoga-Meditation großer Beliebtheit und auch großer Aufmerksamkeit. Der Buchmarkt ist gut bestückt mit Meditationsratgebern (siehe Literaturverzeichnis). Darunter finden sich auch viele Bücher über die positiven Wirkungen der Meditation oder der Achtsamkeitspraxis des Mindful Based Stress Reduction Trainings (MBSR) auf Geist und Körper. Diese Themen sind inzwischen auch zu einem beliebten Forschungsobjekt der Neurobiologen geworden und zeigen uns, wie wichtig sie gerade für den modernen Menschen sind.

Während einer Meditation produziert das menschliche Gehirn unterschiedliche Frequenzen, nämlich vermehrt Alpha- oder Thetafrequenzen. Auf dieser Ebene haben wir einen leichteren Zugang zu den Inhalten des Unbewussten und damit zu unserer Intuition, zur inneren Stimme des Selbst. Außerdem stellt sich auf diesen Ebenen Ruhe auf allen Ebenen ein, Stress kann abgebaut und das Immunsystem gestärkt werden.

Für mich ist die Meditation ein unverzichtbarer Bestandteil meiner Übungspraxis, auch wenn ich immer wieder den

»Anfängergeist« brauche. Meditation ist täglich anders, und deshalb ist es wichtig, keine »Ergebnisse« zu erwarten, sondern ohne Wertung das anzunehmen, was da ist.

Ich würde Ihnen empfehlen, in vier Schritten vorzugehen:

- Beginnen Sie am besten mit Körperübungen z.B. aus dem Yoga, und schließen Sie eine kurze Entspannung an.
- Lenken Sie die Wahrnehmung auf Ihren Atem, und praktizieren Sie wenn möglich einige Atemübungen (siehe Seite 116)
- Beobachten Sie Ihre Gedanken, wie bei »Ruhe im Kopf« Seite 117 beschrieben.
- Lenken Sie dann Ihre Wahrnehmung auf ein Objekt der Konzentration: entweder auf den Atem selbst, auf ein Bild oder Wort, und verweilen Sie dabei, bis sich ein meditativer Zustand der Ruhe und Verbundenheit einstellt. Wenn Ihre Gedanken abschweifen, holen Sie sie zum Konzentrationsobjekt zurück.

Ich habe Ihnen in den letzten Kapiteln schon einige Meditationen vorgestellt, bei denen es um Entspannung, Konzentration auf den Atem oder Beruhigung der Gedanken ging. Bei den folgenden Meditationen geht es um zwei besonders wichtige Themen: Liebe und Verzeihen.

Selbstliebe stärken

Die Metta-Meditation ist ein guter Weg, um die Selbstliebe zu stärken und mit sich und der Welt in Frieden zu kommen. Der Begriff »Metta« kommt aus der altindischen Pali-Sprache und bedeutet so viel wie »liebende Güte« oder »Wohlwollen«. Wir wenden uns dabei unserem Herzraum zu und treten mit unserer Seele in einen inneren Dialog. Wir üben, auf unser Herz zu hören, ihm zu lauschen. Alles, was auftaucht, versuchen wir zu akzeptieren. Auch negativen Empfindungen und Gefühlen geben wir Raum, wir sind bereit, sie liebevoll anzunehmen, sodass sie sich irgendwann auflösen können.

Die Metta-Meditation beinhaltet vier Sätze, die jeweils ein Grundbedürfnis ausdrücken, das alle Menschen haben.

1. Möge ich glücklich sein
2. Möge ich sicher sein
3. Möge ich gesund sein
4. Möge ich mit Leichtigkeit leben

ÜBUNG: METTA-MEDITATION

» Setzen oder legen Sie sich bequem hin, und schließen Sie die Augen.
» Nehmen Sie die Bewegung Ihres Atems wahr, und lassen Sie mit dem Ausatmen Spannungen im Körper los.
» Richten Sie die Wahrnehmung auf Ihren Herzraum, und sprechen Sie mit liebevoller Stimme zu Ihrem Herzen:
» Möge ich glücklich sein.
» Lauschen Sie auf Resonanz in Ihrem Herzen. Wenn ein schmerzhaftes Gefühl auftaucht, versuchen Sie es anzunehmen und den ersten Satz zu wiederholen.
» Sprechen Sie dann liebevoll zu sich:
» Möge ich sicher sein.
» Hören Sie auf die Stimmen des Herzens.
» Sprechen Sie in gleicher Weise nacheinander:
» Möge ich gesund sein,
» Möge ich mit Leichtigkeit leben.

Lassen Sie sich so viel Zeit, wie Sie benötigen. Wiederholen Sie die jeweiligen Sätze, und spüren Sie jeweils nach.
Wenn Sie diese Basis-Übung eine Weile praktiziert haben, können Sie die einzelnen Wunsch-Sätze mit Ihren eigenen

Worten erweitern. So können Sie z.B. den ersten Satz erweitern um: »Möge ich zufrieden sein« oder »Möge ich heiter und voller Freude sein« usw.

Die nachfolgende Übung eignet sich besonders, wenn Sie mit einem Menschen Probleme haben, wenn er Sie verletzt hat und Sie ihm nicht verzeihen können oder wenn Sie einen anderen in seinem Verhalten einfach nicht verstehen.

ÜBUNG: GENAU WIE ICH

» Setzen Sie sich bequem hin, schließen Sie die Augen, und lenken Sie die Aufmerksamkeit auf den Atem. Lassen Sie den Atem langsam tiefer werden. Nehmen Sie wahr, wie sich Ihr Körper entspannt, wie Gefühle und Gedanken zur Ruhe kommen.

» Damit Sie sich noch tiefer entspannen können, zählen Sie von 10 bis 1, bei jeder absteigenden Zahl entspannen Sie sich tiefer und tiefer.

» Lassen Sie dann vor Ihren inneren Augen einen Entspannungsplatz auftauchen, an dem Sie sich wohlfühlen.

» Stellen Sie sich den Menschen, dem Sie verzeihen möchten, so genau wie möglich vor. Bieten Sie ihm einen Platz an, und lassen Sie sich Zeit, bis Sie ihn genau wahrnehmen können.

Sagen Sie dann folgende Sätze:

» Dieser Mensch (Sie können anstatt »dieser Mensch« auch den Namen des Menschen sagen) ist als Säugling in dieses Leben getreten und muss das Leben meistern, bis er es wieder verlässt – genau wie ich.

» Dieser Mensch möchte glücklich sein und sein Leben genießen – genau wie ich.

- Dieser Mensch möchte geliebt werden – genau wie ich.
- Dieser Mensch möchte Erfolg haben im Leben und anerkannt werden – genau wie ich.
- Dieser Mensch wird versuchen, seine Ziele zu verwirklichen – genau wie ich.
- Dieser Mensch hat liebevolle Seiten, will für andere sorgen und anderen etwas geben – genau wie ich.
- Dieser Mensch macht Fehler, verletzt andere und redet manchmal schlecht über andere – genau wie ich.
- Dieser Mensch ist der Verzeihung bedürftig – genau wie ich.
- Dieser Mensch ist ein Kind Gottes (der großen Mutter Natur) – genau wie ich.

Die Heilkraft der Kreativität

Während ich überlegte, wie ich dieses Kapitel beginnen sollte, tauchte ein Bild vor meinen Augen auf: ein kleiner Junge, der in meiner Praxis hingebungsvoll malte, während ich mit seiner Mutter sprach. Schon beim Anblick der großen Schachtel mit Farben leuchteten seine Augen. Er schien nichts mehr um sich herum wahrzunehmen und malte mit Hingabe ein Bild von den Menschen und Dingen, die ihn gerade bewegten. Er drückte in rührender Weise aus, was seine Seele gerade belastete: Der Vater stand auf seinem Bild ganz abseits, ganz am Rand, und er stand mit seiner Mutter weit von ihm entfernt. Als ich das Bild betrachtete, strahlte er mich an, und schließlich entschloss er sich nach einigem Überlegen, es mir zu schenken. Wie schwer wir uns als Erwachsene tun, so unbefangen zu malen, erlebe ich in der Praxis, wenn ich zuweilen Patient*innen bitte, das in der Musikreise Erlebte aufs Papier zu bringen. Wie oft höre ich dann: »Ich kann nicht malen« oder »Das strengt mich zu sehr an«. Und manchmal, wenn all diese Bedenken über Bord geworfen werden, kommt ein spontan gemaltes Bild heraus, das nicht nur die Patienten selbst, sondern auch mich fast zu Tränen rührt, so deutlich steht das vor Augen, worum es gerade geht. Kreativität zu entwickeln ist beispielsweise ein wichtiger Bestandteil der Anthroposophischen Medizin. Nachsorgekliniken für Krebserkrankungen haben ebenfalls Kreativangebote in ihrem Programm.

Die Kreativität zur Stärkung der Selbstheilungskräfte können Sie auf vielerlei Weise anregen durch:

ÜBUNG: KREATIVES SCHREIBEN

» Führen Sie ein Dankbarkeits-Tagebuch, in dem Sie möglichst täglich ein paar Sätze schreiben oder ein kleines Bild malen und damit das ausdrücken, wofür Sie gerade dankbar sind. Das kann z.B. die Begegnung mit einem Menschen, einem Tier oder einer Pflanze sein oder das Gefühl, heute besonders beschützt worden zu sein.

» Erstellen Sie eine »Mindmap« Ihrer Selbstheilungskräfte. In die Mitte eines großen Blattes Papier schreiben Sie z.B. das Wort Gesundheit, das Sie deutlich sichtbar einkreisen.

- Rundherum ordnen Sie alle Begriffe (oder auch kleine Zeichnungen) an, die Ihnen spontan einfallen; dabei können Sie das, was Sie positiv empfinden, mit einem grünen Stift schreiben, das eher Belastende für die Gesundheit in einer anderen Farbe. Die Begriffe können Sie dann noch mal unterteilen und strukturieren.
- Dann schauen Sie sozusagen aus einer gewissen Entfernung auf die Verteilung der Begriffe und Farben, um herauszufinden, was überwiegt, was genauer betrachtet werden muss usw.

- Schreiben Sie ein Märchen, das mit Ihrem Leben, Ihren Gefühlen und auch mit den Kräften zu tun hat, die Sie stärken und gesund erhalten. Sie wissen ja, viele Märchen fangen damit an, dass jemand krank ist (bevorzugt der alte König) und das Wasser des Lebens braucht. Stellen Sie sich vor, Sie brauchen das Wasser des Lebens. Jetzt gilt es, kreativ zu werden und eine Geschichte zu entwickeln, die am Ende nicht nur zur Heilung, sondern sogar zu großem Glück und Reichtum führt. Märchen sind Geschichten, die Geheimnisse hüten und gleichzeitig viel über uns selbst verraten, über unsere Wünsche, Ängste und Sehnsüchte. Und vor allem zeigen Märchen unsere Ressourcen und unsere Kreativität, wenn es um das Lösen von Problemen geht.

ÜBUNG: BILDER ALS SEELENTHERAPIE

- Nutzen Sie die Kraft der Farben, und experimentieren Sie mit ihnen. Malen Sie mit Fingerfarben, mit Bleistiften, Aquarellfarben oder Wachskreiden. Finden Sie heraus, was am besten zu Ihnen passt. Überwinden Sie Ihre Scheu vor dem Malen, und malen Sie großflächig, bunt und mutig. Stellen Sie Ihre Gefühle dar oder Ihren Körper. Zeichnen Sie sich als Baum oder malen Sie Ihr Seelenhaus.
- Malen sich mit unterschiedlicher Musik, und finden Sie heraus, welche Musik Ihre Freude am Malen unterstützt.
- Wichtig ist dabei, dass Sie Ihre Gefühle und Gedanken beim Betrachten der Bilder aufmerksam wahrnehmen. Schauen Sie kritisch auf das Bild, und bewerten Sie sofort negativ, was Ihnen nicht gefällt, oder können Sie sich einfach daran erfreuen und wie ein Kind über Ihr kreatives Werk staunen?

» Lassen Sie sich von Biografien großer Künstlerinnen und Künstler inspirieren, für die ihre Kunst nicht selten ein Weg war, das Leben zu meistern und sogar das seelische Überleben zu sichern.

Die Heilkraft von Licht und Farben

Sonnenlicht und -wärme sind die Basis des Lebens auf diesem Planeten. Wir feiern an Weihnachten die Geburt von Christus, den man als das »Licht der Welt« bezeichnet. Das Weihnachtsfest wurde in die Mitte der dunklen Jahreszeit verlegt, in der unsere germanischen Vorfahren die jährliche Wiedergeburt der Sonne feierten. Die Sonne steht in den Kulturen als Symbol für Lebensenergie und Lebensfreude und war verbunden mit den Göttern oder dem Göttlichen in der Welt. In modernen Therapieverfahren wird das Licht z.B. für Hauterkrankungen oder auch bei Depressionen eingesetzt. Lichtvisualisierungen und Lichtmeditationen, wie wir sie aus dem Yoga kennen, sollen diese schöpferische Lebensenergie wecken bzw. verstärken. Die heilenden Qualitäten des Lichts erstrecken sich auf alle Ebenen.

Schwingung der Farbe verändert die Schwingung unserer Zellen

Wird ein Lichtstrahl über ein Prisma geschickt, so wird er in sieben Farben gebrochen, die Spektralfarben, die wir auch als Regenbogenfarben kennen. Spektralfarben können nicht in weitere Farben zerlegt werden. Dabei liegt jede Farbe in einem bestimmten Frequenzbereich und hat unterschiedliche Wirkungen auf den Körper. Violett hat die kürzesten Wellen im sichtbaren Bereich, bis zu Rot wird die Wellenlänge immer größer. Bereits in alten Kulturen wurden Farben für therapeutische

Zwecke eingesetzt. So spielen z.B. in der Ayurveda-Medizin auch heute noch Farben eine entscheidende Rolle beispielsweise bei verabreichten Kräutern oder Gewürzen oder in Form von farbigen Seidenstoffen. Auch die chinesische Feng-Shui-Lehre nützt die Energie der Farben, um ganzheitliches Wohlbefinden zu erreichen. In unserer Naturheilkunde kennen wir ebenfalls die Schwingung der Farben, die wir in der Pflanzenheilkunde berücksichtigen. So wird das rubinrote Johanniskrautöl bei Depressionen und seelischen Verstimmungen eingesetzt. Die große Naturheilkundlerin Hildegard von Bingen schwärmte geradezu von der heilenden Wirkung der Grünkraft (siehe Seite 176). Heute würde man sagen, die Schwingung der Farbe verändert die Schwingung unserer Zellen. Eine kranke Zelle schwingt anders als eine gesunde, eine Zelle im Stresszustand anders als die Zelle eines Menschen, der tief meditiert.

Prof. Lilli Eberhard[20], die für ihre Farbforschungen internationale Preise erhielt, hat die Wirkung der sichtbaren Lichtstrahlen auf unseren Organismus zusammengefasst. Dabei fand sie heraus, dass sichtbare Lichtstrahlen Schmerzen stillen und unsere Organe in ihrer natürlichen Funktion stärken. Licht kann durch eine Erhöhung der roten Blutkörperchen zu einer vermehrten Sauerstoffaufnahme führen und damit zu einer verbesserten Zellversorgung. Durch eine Erweiterung der Blutgefäße durch die Bestrahlung mit Licht kommt es zu einer regen Blutzirkulation und Durchblutung des Gewebes. Licht kann außerdem Entzündungen lindern und Bakterien abtöten und hat damit insgesamt eine heilsame Wirkung auf das Immunsystem.

20 Prof. Lilli Eberhard: Heilkräfte der Farben. Farben als Heilmittel, Anwendung in der Praxis. Drei-Eichen-Verlag. 2002, 10. Auflage

Die Heilwirkung der Spektralfarben

1. Rot steht für Aktivität, Feuer, Wärme oder Hitze, anregend, wachstumsfördernd, bringt Energie, regt Durchblutung und Atmung an, aktiviert die Sexualorgane.
2. Orange wirkt mild aufbauend, anregend, kreativ, fröhlich, kräftigt, ist gesundheits- und stoffwechselfördernd, regt die Nierenfunktion und die Tätigkeit der Drüsen an.
3. Gelb wirkt heiter und aufmunternd, stärkt die Nerven, wirkt gegen Depressionen, regt Appetit und Verdauung an, ist schleimhautaktivierend.
4. Grün beruhigt, beeinflusst positiv, wirkt ausgleichend und vermittelnd, unterstützt den Muskel- und Gewebeaufbau, fördert Heilung und Regenerierung nach Krankheiten, wirkt desinfizierend.
5. Blau wirkt kühl, wirkt hemmend auf jegliches Wachstum, bringt Entspannung und Erholung, fördert den Schlaf, wirkt heilend auf die Nieren, ist entzündungshemmend, setzt die Schmerzbereitschaft herunter und wirkt schmerzlindernd.
6. Indigoblau wirkt ordnend, beruhigend, kann für alle Krankheiten im Bereich des Kopfes, der Augen und Ohren und der Nase eingesetzt werden.
7. Violett gleicht aus, bringt Hitze und Kälte ins Gleichgewicht, wirkt beruhigend auf das Zentralnervensystem, regt die Milz an, erzeugt Energie auf feinstofflichen Ebenen.

Die positiven Wirkungen der unterschiedlichen Farben können Sie in der nachfolgenden Übung nutzen, indem Sie sich vorstellen, Sie »baden« regelrecht in der gewählten Farbe und verbinden sich ganz mit ihr.

ÜBUNG: BADEN IN FARBE

- » Setzen oder legen Sie sich bequem hin. Schließen Sie die Augen, und entspannen Sie sich mit jedem Ausatmen ein wenig mehr. Stellen Sie sich eine Treppe vor, die Sie Stufe für Stufe nach unten oder innen gehen, während Sie von 10 bis 1 zählen. Entspannen Sie sich tiefer.
- » Ihr Geist geht auf eine Reise, während sich Ihr Körper entspannt.
- » Stellen Sie sich einen Regenbogen vor, der sich leuchtend über einer Landschaft oder über dem Meer zeigt. Nehmen Sie die Farben nacheinander wahr: Rot, Orange, Gelb, Grün, Blau, Indigoblau und Violett.
- » Wählen Sie spontan eine Farbe, und lassen Sie diese auf sich wirken. Die anderen Farben des Regenbogens treten dabei in den Hintergrund. Stellen Sie sich vor, wie die gewählte Farbe Sie ganz umhüllt, wie Sie geradezu in die Farbe eintauchen wie in ein Bad.
- » Die Farbe entfaltet jetzt ihre heilende und nährende Qualität und erfüllt den ganzen Körper. Gibt es eine Stelle, an der Sie diese Farbenergie besonders benötigen?
- » Bleiben Sie, solange es Ihnen angenehm ist, mit dieser Farbe verbunden, und nehmen Sie, während Sie die Treppe nach oben steigen, die heilende Schwingung der Farbe mit.
- » Zählen Sie dabei langsam von 1 bis 10 und wenden Sie sich wieder der Außenwelt zu.

Sie können diese Übung beliebig oft wiederholen und dabei jeweils spontan die Farbe wählen, die Ihnen gerade guttut und Ihre Lebensenergie verstärkt.

Die nächste Übung können Sie mit Ihren Alltagsritualen wie Duschen oder Baden verbinden. Das Augenmerk liegt bei dieser Übung auf der reinigenden **und** heilenden Wirkung der Farbe und des Lichts.

ÜBUNG: LICHTDUSCHE

» Stellen Sie sich Ihre morgendliche Dusche, das prickelnde erfrischende Wasser, das über Ihren Körper flutet, als feine Lichtstrahlen durchsichtig oder in violetter Farbe vor.
» Stellen Sie sich vor, wie dieses Licht Sie mit reinigender und heilender Energie überflutet, die alles Belastende, Bedrückende und Schwere mit sich nimmt. Geben Sie sich ganz dem Gefühl hin, leicht und frei zu werden.
» Fühlen und erleben Sie, wie diese Energie durch alle Teile Ihres Körpers strömt, in jede Ihrer Zellen.
» Konzentrieren Sie sich auf Schwachstellen in Ihrem Körper, durchlichten Sie diese Stellen mit der Kraft des Lichts oder der violetten Farbe.

Die Heilkraft des Humors

Die Stiftung »Humor hilft Heilen«[21], die von Dr. Eckart von Hirschhausen gegründet wurde, hat sich zum Ziel gesetzt, das therapeutische Lachen, wo immer es gebraucht wird, zu fördern. Denn Lachen ist gesund und aktiviert vor allem die T-Zellen unseres Immunsystems. Lachen kann Schmerzen lindern, den Blutzucker senken und vor allem Stress abbauen, all das zeigen entsprechende Studien, wie man bei Eckart von Hirschhausen nachlesen kann. Lachen trägt dazu bei, Aggressionen und

21 https://www.humorhilftheilen.de/stiftung/

Feindbilder leichter abzubauen. Darüber hinaus scheinen wir uns selbst attraktiver zu fühlen und von anderen als attraktiver wahrgenommen zu werden – auch dies sind immunstärkende Faktoren. Eckart von Hirschhausen behauptet sogar, dass Lachen beim Abnehmen hilft. »Übergewicht«, so schreibt er, »entsteht oft aufgrund von Stress und negativen Gefühlen, die man versucht, über Hochkalorisches zu kompensieren.«[22] Lacht man viel und von Herzen, nimmt dieses Bedürfnis ab.

Lachen Sie also so oft wie möglich – über sich selbst, über komische Situationen, in Gemeinschaft, einfach weil Lachen Spaß macht und gesund ist. Und lächeln Sie so oft wie möglich sich selbst und anderen zu. Ein Lächeln kann eine angespannte Situation entschärfen, es kann negative Gedanken vertreiben oder Angst abschwächen. Wie schon im 4. Kapitel beim Thema *Rasas* beschrieben, bringt bereits das bewusste Anheben der Mundwinkel, als würden wir lächeln, einen positiven Effekt in Form von Ausschüttung von Glückshormonen. Ein Sprichwort sagt: Tränen, die du gelacht hast, musst du nicht weinen. Das könnte auch ein gutes Motto sein, wenn es um die Stärkung des Immunsystems durch positive Gefühle geht.

ÜBUNG – INNERES LÄCHELN

Das innere Lächeln wirkt entspannend und baut Stress ab. Sie können sich vorstellen, dass das Lächeln Verletzungen heilt und negative Emotionen auflöst.

» Entspannen Sie mit dem Ausatmen den ganzen Körper. Schließen Sie die Augen, und lassen Sie auf Ihrem Gesicht ein Lächeln entstehen. Zunächst können Sie an etwas denken, was dieses Lächeln hervorruft. (Mit zunehmender

22 https://www.apotheken.de/news/11389-lachen-ist-medizin

Übungspraxis sollte es Ihnen möglich sein, dieses Lächeln entstehen zu lassen ohne direkten Bezug zu einem äußeren Ereignis.)

- » Das Lächeln breitet sich auf Ihrem Gesicht aus, auf Ihrer Stirn, in Ihren Augen, Ihrer Nase, Ihrem Mund und Ihren Ohren. Das Lächeln erfüllt den ganzen Kopf, das Gehirn und alle Gewebe und Zellen des Kopfes. Es erfüllt die Zähne und Knochen.
- » Lächeln Sie Ihrem Gehirn zu und allen Sinnesorganen.
- » Lassen Sie das Lächeln weiter fließen in den Hals, in die Lungen und in das Herz. Spüren Sie die Energie des Lächelns in Ihrem Herzen, in den Lungen, in Ihrem ganzen Brustkorb.
- » Lächeln Sie den inneren Organen in Ihrem ganzen Bauchraum zu.
- » Lächeln Sie Ihren Nieren zu, links und rechts neben der Wirbelsäule.
- » Lenken Sie Ihr Lächeln in den Unterbauch und in alle Organe.
- » Lächeln Sie allen Körperzellen zu, Ihrem ganzen Körper. Stellen Sie sich vor, die Zellen lächeln Sie an und bedanken sich für Ihr Lächeln.
- » Beginnen Sie mit den Augen, und lenken Sie das Lächeln mit dem inneren Blick durch die vordere, mittlere und hintere Körperlinie gleichzeitig nach unten bis in die Finger- und Zehenspitzen.
- » Lenken Sie die Wahrnehmung wieder hinauf zum Scheitel, und stellen Sie sich vor, wie die Energie des Lächelns wie ein Wasserfall der Liebe und Freude von dort aus durch den ganzen Körper fließt.

Die Heilkraft der Natur

»Bäume sind für mich immer die eindringlichsten Prediger gewesen. Ich verehre sie, wenn sie in Völkern und Familien leben, in Wäldern und Hainen. Und noch mehr verehre ich sie, wenn sie einzeln stehen ... In ihren Wipfeln rauscht die Welt, ihre Wurzeln ruhen im Unendlichen; allein sie verlieren sich nicht darin, sondern erstreben mit aller Kraft ihres Lebens nur das Eine: ihr eigenes, in ihnen wohnendes Gesetz zu erfüllen, ihre eigene Gestalt auszubauen«[23]*...*

Diese Hommage an Bäume stammt von Hermann Hesse. Genau wie er bin ich erfüllt von Dankbarkeit, wenn ich Bäume anschaue oder mich an sie anlehne und sie berühre. Für mich sind sie ein Wunderwerk. Sie produzieren nicht nur unseren Sauerstoff, der unsere Lebensgrundlage darstellt. Sie strahlen eine Kraft und Würde aus, stemmen sich dem Wind entgegen, wachsen auf kargsten Böden. Sie sind vielgestaltig wie der Mensch. Germanen und Kelten verehrten sie als göttliche Wesen. In Mythen und Märchen spielen sie eine große Rolle als Lehrmeister des Menschen. Moderne Untersuchungsmethoden ermöglichen uns heute noch mehr Einblick in das geheime, unseren Augen verborgene Leben unserer Pflanzen. Der Förster Peter Wohlleben hat das in seinem Buch »Das geheime Leben der Bäume« in spannender Weise beschrieben.

Die Grün- oder Lebenskraft bewusst wahrnehmen

Hildegard von Bingen hielt *Viriditas,* die Grünkraft, für die Grundkraft, die Lebensenergie, die in der Natur, in Menschen, Tieren und Pflanzen, ja sogar in Mineralien wirkt und die nach Hildegards Lehre die Grundlage der Heilung darstellt (siehe

23 Hermann Hesse: Bäume. Insel Taschenbuch. 2020, 18.Auflage, S.9

auch Seite 37). Das Wirken der Grün- oder Lebenskraft zeigt sich sinnbildlich im Zyklus der Pflanze: säen, keimen, wachsen, Fruchttragen, vergehen, fortpflanzen. Diesen lebendigen Zyklus in der Natur immer wieder mitzuerleben, empfahl Hildegard als Heilmittel für die Seele gegen depressive Stimmung und Monotonie des Lebens. So sah sie im Grün der Bäume und Pflanzen ein Symbol dieser Lebenskraft, die in uns und allem wirkt. Ihre Ernährungsempfehlungen enthielten deshalb auch ein hohes Maß an grünen Pflanzen. Heute kennen wir aufgrund differenzierter Studien die Bedeutung einer solchen Ernährung für die Gesundheit.

Vermutlich kennen Sie die heilsame Erfahrung eines Spaziergangs im Frühjahr, wenn sich die erblühende Natur in ihrer »Grünkraft« zeigt und unsere Lebensgeister weckt. Die Natur in allen Jahreszeiten und mit all ihren Farben zu genießen, ob in Ruhe oder Bewegung, baut Stress in unserem Körper ab und stärkt unsere Selbstheilungskräfte.

Ein persönlicher Tipp, den mir ein englischer Freund einmal mit auf einen Spaziergang gegeben hat, heißt: sensing, seeing, listening, also bewusst wahrnehmen, sehen und hören. Wenn Sie sich ganz auf Ihre Umgebung konzentrieren, macht dies den Spaziergang um vieles intensiver. Versuchen Sie es bei Ihrem nächsten Ausflug in die Natur, ich verspreche, es wird Ihnen keine Sekunde langweilig dabei. Je intensiver wir wahrnehmen, umso mehr können sich die heilsamen Kräfte der Natur entfalten.

Doch all diese äußeren Bilder, die wir aus der Natur gesammelt haben, wirken im Sinne von Hildegard auch als innere Bilder in uns heilend. Denken Sie an einen Aufenthalt am Meer am Morgen, wenn die Welt noch schläft. Stellen Sie sich vor, Sie gehen an einem leeren Strand entlang, der Wind bewegt die Wellen in einem sanften Rhythmus. Sie atmen die frische Meeresluft tief ein und beobachten das Schauspiel der Wolken am Himmel. Die Natur scheint in völliger Harmonie zu sein. Und so breitet sich auch in Ihnen allmählich wohltuende Ruhe aus.

Wenn es Ihnen also nicht möglich ist, in die Natur zu gehen, sei es, weil Sie krank sind oder weil die Zeit fehlt, nutzen Sie die Kraft der inneren Bilder. Sicher haben Sie einen Fundus an solchen Schätzen in sich.

ÜBUNG: MEIN FREUND, DER BAUM

» Setzen oder legen Sie sich bequem hin. Der ganze Körper entspannt, Füße, Beine, Arme und Hände und der Kopf, entspannt.
» Nehmen Sie wahr, wie Sie auf der Unterlage sitzen oder liegen – vertrauen Sie sich dem Boden, der Erde an. Die Erde trägt Sie – verlässlich.
» Nehmen Sie den Atem wahr, beobachten Sie das Ein- und Ausatmen. Gedanken oder Gefühle, die auftauchen, lassen Sie mit dem Ausatmen gehen, wie Blätter, die im Wind davonwehen.
» Während der Körper ruht, begeben Sie sich auf eine innere Reise, hinaus in die Natur.
» Finden Sie auf Ihrem Weg einen Baum, der Sie anzieht. Vielleicht ein Baum, den Sie bereits kennen, vielleicht ein Baum, der Sie zu sich ruft.
» Nehmen Sie seine Gestalt wahr. Wie dick ist der Stamm, wie hoch ist er, hat er Blätter oder Nadeln?
» Berühren Sie den Baum. Wie fühlt sich die Rinde an, kühl oder warm, glatt oder rau?
» Ihr Blick fällt auf die Wurzeln. Wie viel können Sie davon sehen? Stellen Sie sich das unterirdische Wurzelwerk vor. Wie weit ist es verbreitet, wie tief ist es? Sind die Wurzeln mit denen anderer Bäume verbunden? Können Sie auch

noch die kleinsten, weit verzweigten Würzelchen erkennen? Stellen Sie sich vor, wie der Baum über diese kleinen und großen Wurzeln Nahrung und Wasser aus der Erde aufnimmt und wie die Nährstoffe im Inneren des Baumes nach oben in den Stamm transportiert werden. Können Sie auch Ihre eigenen Wurzeln spüren, die Sie unsichtbar mit der Erde und auch mit anderen Menschen verbinden?

» Ihr Blick fällt jetzt auf den Stamm. In seinem Inneren pulsiert das Leben, pulsiert Energie, die nach oben fließt in die Zweige und Äste, in die Blätter oder Nadeln, in die Früchte.
» Lassen Sie Ihren Blick nach oben schweifen. Der Baum ragt hinauf in den Himmel, breitet seine Zweige oder Äste aus und nimmt Licht- und Sonnenenergie auf. Diese Energie wandelt er um, sodass daraus der für Sie lebenswichtige Sauerstoff entsteht.
» Nehmen Sie diese innige Verbindung zwischen Ihnen und dem Baum wahr. Sie atmen aus, der Baum atmet ein, bildet daraus neue Energie, die Sie wieder einatmen. Ein-Aus-Ein-Aus. Beobachten Sie dieses Geschehen ein wenig. Vielleicht entsteht Dankbarkeit in Ihrem Herzen für die Lebenskraft, die der Baum Ihnen schenkt.
» Stellen Sie sich vor, wie auch Sie fest verwurzelt im Leben stehen, sich aufrichten und weit nach oben öffnen, wie Sie verbunden sind mit allem Leben und dennoch ganz zentriert bei sich sind.
» Lösen Sie sich dann langsam aus der Verbindung mit »Ihrem« Baum, und verabschieden Sie sich. Sie wissen, dass Sie den Baum jederzeit wieder besuchen können.
» Machen Sie sich auf den Weg zurück in die Außenwelt.
» Strecken und dehnen Sie sich und öffnen Sie die Augen.
» Vielleicht haben Sie ja jetzt Lust, einen Spaziergang zu machen und einem realen Baum zu begegnen.

Shinrin Yoku – ein erfrischendes Bad im Wald

Japanische Ärzte haben den klassischen Waldspaziergang bereits vor vielen Jahren zu einer anerkannten Stressmanagementmethode weiterentwickelt, die Genuss und Therapie auf wunderbare Weise verbindet: Shinrin Yoku, zu Deutsch Waldbaden. Wörtlich übersetzt heißt das so viel wie: »die Atmosphäre des Waldes atmen«. Bettina Lemke schreibt in ihrem Buch über das Waldbaden[24], dass die Waldluft zahlreiche gesundheitsfördernde Stoffe enthält. So werden z.B. Duftmoleküle, sogenannte Phytonzide, von den Bäumen als Schutz gegen Schädlinge freigesetzt, die auch uns Menschen guttun und erstaunliche Heilwirkungen haben. Ich liebe jedenfalls den Geruch des Waldes, seine Farben und die Stille, dieses kostbare Gut, das man in unserer Welt kaum noch findet. Ich muss demnach gar nicht alle Forschungsergebnisse kennen, um mir vorstellen zu können, dass Spaziergänge im Wald Stress abbauen und innere Ruhe fördern. Dennoch ist es interessant zu wissen, dass britische Forscher herausgefunden haben, dass bereits nach fünf Minuten im Wald ein Entspannungseffekt einsetzt, der sich nicht nur positiv auf die Stimmung auswirkt, sondern auch auf die Ausschüttung von Stresshormonen und auf den Blutdruck, wie in dem oben genanneten Buch zu lesen ist. Jede Baumart hat dazu noch ihre eigene Heilwirkung, die wir, auch ohne sie genau zu kennen, spüren. So wirken beispielsweise die Blätter und die Rinde der Birke blut- und hautreinigend, entzündungshemmend und harntreibend. Birkenblättertee und Birkensaft werden in der Naturheilkunde z.B. bei Rheuma, Arthritis, Gicht, bei Blasen- oder Nierensteinen sowie bei diversen Hautkrankheiten eingesetzt. Das Harz oder ein Tee aus den grünen Spitzen der Lärche hilft wiederum bei Atemwegserkrankungen; Fichtennadelöl oder Fichtennadeltee werden zur besseren Durchblutung eingesetzt, sie gelten als

24 Bettina Lemke: Das kleine Buch vom Waldbaden. Scorpio Verlag. 2018, S. 10

schleimlösend bei Husten und Erkältungen und als antibakteriell. Die Naturapotheke scheint fast unerschöpflich zu sein.

In dem kleinen Buch über das Waldbaden empfiehlt Bettina Lemke, den Spaziergang im Wald mit der Vorstellung zu verbinden, mit jedem Schritt Ballast abzuwerfen. Diese Übung ist natürlich am schönsten, wenn Sie dazu hinaus in den Wald gehen können. Sollte das aber gerade nicht möglich sein, ist der Park eine gute Alternative, vor allem früh am Morgen, bevor er von zu vielen Menschen bevölkert wird. Sie können die Übung sogar in Ihrer Vorstellung machen, auch dann wird sie eine positive Wirkung zeigen.

ÜBUNG: BALLAST ABWERFEN

» Betrachten Sie den Waldrand als eine Art Grenze.
» Treten Sie ein in eine andere Welt. Staunen Sie über alles, was Sie sehen.
» Lassen Sie alles los, was Sie daran hindert, Ihre ganze Aufmerksamkeit dem zuzuwenden, was Sie wahrnehmen, was Sie sehen und was Sie hören.
» Lassen Sie Gedanken an gestern und morgen los.
» Spüren Sie, wie sich Ihr Körper mit jedem Schritt entspannt.
» Atmen Sie tiefer und wenn möglich etwas langsamer.
» Bringen Sie Ihre Schritte mit dem Atem in Einklang.
» Bleiben Sie ab und zu stehen, und lauschen Sie. Stellen Sie sich vor, Ihre Ohren werden ganz groß und weit dabei. Lauschen Sie auf jedes Rascheln oder einen weit entfernt zwitschernden Vogel.
» Nehmen Sie wahr, dass der Wald lebt, alle Bäume lebendige Wesen sind.
» Während Ihr Atem tiefer wird, spüren Sie immer deutlicher die Entspannung in Ihrem Körper.

» Sie fühlen sich leicht und frei – verbunden mit dem Wald.
» Sie laden alle Ihre Zellen mit Sauerstoff auf und mit Energie, die den ganzen Körper erfüllt bis in die Finger und Zehenspitzen.

Die Heilkraft der Tiere

Tiere bevölkern seit jeher die Erde zusammen mit dem Menschen und hatten und haben für ihn große Bedeutung. Die 30 000 Jahre alten Höhlenzeichnungen in der Grotte von Chauvet in Frankreich zeigen beeindruckende Felsenzeichnungen von Hirschen, Pferden und Wisenten und sogar von Tiermenschen, die in symbolhafter Sprache von der tiefen Verbundenheit des Menschen mit den Tieren erzählen. Kelten, Germanen, Ägypter, Griechen und Römer – sie alle sahen Tiere auch als Zeichen der Götter oder als Götter selbst. Der Glaube an einen Bärengott, von dem wir alle abstammen, war in Sibirien, aber auch in Nordamerika verbreitet. In dieser Funktion wurden Tiere immer auch mit Heilung in Verbindung gebracht.

Heute kennen wir die heilende Wirkung der Tiere z.B. durch die tiergestützten Therapieformen. Eine meiner Klientinnen hat ihren Hund zu einem Schul-Begleithund ausbilden lassen und berichtet von erstaunlich positiven Erfahrungen mit Kindern. Auch in Alten- und Pflegeheimen gibt es inzwischen tierische Therapeuten aller Gattungen. Zum einen wirkt Berührung auf unser Gefühlszentrum beruhigend – vorausgesetzt natürlich, wir haben keine Angst vor dem Tier. Zum anderen haben Tiere selbst eine Ausstrahlung auf Menschen, die beruhigend, anregend, erheiternd, energievoll usw. wirken kann.

Aus der Kultur der Ureinwohner Nordamerikas kennen wir den Begriff der »Tiermedizin«. Dabei hat jedes Tier eine bestimmte Qualität und damit eine Botschaft für den Menschen, die den

Heilungsprozess unterstützen soll. Sie können einem Tier, im Sinne der »Tier-Medizin« einem Krafttier, auch in Ihrer Imagination begegnen. Rufen Sie dabei innerlich z.B. nach der Bärin, wenn Sie Schutz und Stärke brauchen, nach einem Raben, wenn Sie eher einen klugen Ratgeber mit einem hervorragenden Instinkt suchen. Brauchen Sie mehr Fülle und Lebendigkeit, dann rufen Sie einen Hasen, oder wählen Sie eine Kuh, wenn Sie gerade Gelassenheit und innere Ruhe benötigen. Diese Liste könnte man beliebig fortführen. Sie können auch einfach warten, welches Tier sich Ihnen zeigen möchte. Dafür empfehle ich Ihnen die nachfolgende Übung.

ÜBUNG: EIN KRAFTTIER FINDEN

» Setzen oder legen Sie sich bequem hin, und schließen Sie die Augen.

» Lassen Sie sich mit einem Seufzen oder tiefen Atemzug in die Unterlage sinken. Geben Sie dabei alles ab: Spannungen im Körper oder Spannungen in den Gefühlen und Gedanken.

» Zählen Sie langsam von 10 bis 1 und stellen Sie sich vor, dass Sie dabei eine Treppe nach innen oder nach unten gehen. Dabei entspannen Sie sich tiefer und tiefer.

» Unten angekommen, begeben Sie sich in eine magische Welt, vielleicht in einen Zauberwald oder auf eine große Wiese. Schauen Sie sich neugierig um: Wie sieht es aus in dieser fremden Umgebung? Fürchten Sie sich, oder fühlen Sie sich sicher und geborgen? Gibt es Pflanzen, Bäume, Blumen?

» Sie werden hier Ihrem Krafttier begegnen. Seien Sie geduldig, es wird Sie finden.

» Blicken Sie umher, vielleicht entdecken Sie es in der Ferne oder hinter Bäumen.

» Beobachten Sie, wie das Tier auf Sie wirkt, wenn es sich Ihnen zeigt.
» Gibt es eine Botschaft, die das Tier Ihnen mitteilen möchte, oder hat es ein Geschenk für Sie? Möchten Sie lieber Abstand halten oder das Tier berühren? Wie fühlt es sich an?
» Wenn Sie eine Weile mit Ihrem Krafttier verbracht haben, verabschieden Sie sich, und machen Sie sich auf den Rückweg in Ihre alltägliche Welt. Zählen Sie langsam von 1 bis 10 und stellen Sie sich vor, Sie gehen über Ihre imaginäre Treppe wieder nach oben oder nach außen.
» Bevor Sie die Augen öffnen, spüren Sie noch eine Weile dem nach, was aufgetaucht ist. Welche Botschaft hat das Tier Ihnen mitgegeben? Sind Sie überrascht, welches Tier aufgetaucht ist? Was könnte es für Sie bedeuten? Vielleicht möchten Sie ja Zeit mit Ihrem Krafttier verbringen und es öfter einmal besuchen?

Magische Wesen als Begleiter

Als Kind war ich fest davon überzeugt, dass es Zwerge gibt, weil ich sie überall zu sehen glaubte. Ich stellte mir vor, wie sie unter den Wurzeln hervorlugten oder geschäftig hin und her rannten. Ich war sogar überzeugt, dass sie Feste feiern, so wie wir. Außerdem glaubte ich auch an Engel. Vor allem zu Weihnachten konnte ich sie »sehen«. Natürlich wurde ich von meinen meist älteren Spielkamerad*innen in der Nachbarschaft verspottet. Einmal zeigten sie mir Abdrücke im Schnee, die aussahen, als sei jemand mit Flügeln da gelegen. Ich war begeistert. Die anderen lachten mich aus und zeigten mir dann, dass sie einfach nur im Schnee liegend die Arme auf und ab bewegt hatten, um Flügel vorzutäuschen. Ich schämte mich so entsetzlich, dass ich so naiv gewesen war, und sprach nie wieder von Zwergen oder Engeln. Heute bin ich froh, dass ich den Glauben daran über die Jahre wiedergefunden habe, wenn auch in einer etwas anderen Form. Jedenfalls erwarte ich keine direkten Beweise mehr. Dass man sich als Kind und noch heute bei unseren nordischen Nachbarn diese Wesenheiten als Zwerge, Trolle oder Feen vorstellt, hat sicher damit zu tun, dass wir Menschen Bilder brauchen, um etwas »begreifen« zu können. Zwar könnte man auch nur von einer Art Energie sprechen, die man in der Natur wahrnimmt, aber an manchen Tagen finde ich es einfach schöner, mir die »Erdgeister« wirklich vorzustellen und mit ihnen zu sprechen. Ja und manchmal erschrecken sie mich und antworten sogar. Da kann es dann passieren, dass ich einem Menschen begegne, der sich suchend umblickt, wo der dazugehörige Hund steckt, mit dem ich scheinbar rede.

»Die Erde spricht zur Seele des Menschen ... Sie spricht durch alles hindurch von dem tiefen Zusammenhang, der zwischen der menschlichen Seele und der sie tragenden und schützenden Erde besteht. Jeder Augenblick ist ein Zeugnis dafür, wie die Erde unserer irdischen Existenz dient. Die Erde, eigentlich die Erdenseele, und die Menschenseele sind Geschwister.« Das schreibt der Heilpädagoge Karsten Massei in seinem Buch »Zwiegespräche mit der Erde«[25]. Er empfiehlt darin, mit der Natur ins Gespräch zu kommen und ihre Botschaften zu hören. Im Sinne einer biopsychosozialen Medizin, wie Prof. Schubert sie beschreibt, gehört nicht nur der gute Umgang mit unserer eigenen Natur und mit unseren Mitmenschen, sondern auch der gute Umgang mit unseren Mit-Lebewesen und mit der Erde selbst zu einem neuen Verständnis von Gesundheit und Heilung.

25 Karsten Massei: Zwiegespräche mit der Erde. Ein innerer Erfahrungsweg. Futurum Verlag. 2014

Die Heilkraft der Bachblüten

Während der Apfelkern sich bei günstigen äußeren Gegebenheiten in jedem Fall zu einem Apfelbaum entfaltet, verläuft die menschliche Entwicklung nicht so geradlinig. Das neugeborene Kind ist nicht nur mit seinem eigenen »inneren Programm« zur Welt gekommen, sondern auch mit unterschiedlichen Erbanlagen beider Elternteile. Dazu kommen die vielen äußeren Einflüsse, denen der Mensch schon von Anfang an ausgesetzt ist. Die Erwartungen von Eltern, die Beeinflussung durch Kindergarten, Schule, Freunde und in zunehmendem Maße auch die Beeinflussung durch die sogenannten sozialen Medien.

Sich nach einem eigenen inneren Gesetz zu entwickeln, seine Anlagen und Talente auszubilden und sich gleichzeitig in ein soziales Gefüge einzuordnen, ist eine große Herausforderung. Dieser Weg der Selbstentwicklung erfordert ein immerwährendes Bemühen. Lassen wir uns im Laufe unseres Lebens zu sehr von anderen beeinflussen und passen uns zu sehr an, unterdrücken wir dauerhaft vitale Bedürfnisse. Meist bestimmen dann auch Ängste und Selbstzweifel unser Leben, und so werden wir durch den emotionalen Stress unweigerlich krank.

Vom Chirurgen und Bakteriologen zum Alternativmediziner

Der englische Arzt Dr. Edward Bach (1886–1936) hatte diese Erkenntnis nach einer eigenen Leidenserfahrung gewonnen und sie in seiner »Bachblüten-Therapie« umgesetzt.

Zunächst hatte Bach als Unfallchirurg gearbeitet und dann als Bakteriologe. Geschwächt durch die ständige Überarbeitung während des Ersten Weltkriegs, hatte er kurz danach einen Zusammenbruch erlitten und die Diagnose einer lebensbedrohlichen Erkrankung erhalten. Nach der Operation war ihm mitgeteilt worden, dass man ihn nicht würde retten können und er noch eine Lebenserwartung von drei Monaten habe. Er entschloss sich daraufhin, diese Diagnose erst einmal zu ignorieren, und begann bereits in der Klinik, unvermindert an seinen Studien zur Erforschung von Bakterien weiterzuarbeiten.

Er überlebte die Krankheit noch 20 Jahre und schuf in dieser Zeit ein bemerkenswertes Werk, bis er sich von seiner bisherigen Betrachtungsweise, dass bestimmte Darmbakterien chronische Krankheiten verursachen, entfernte, und sich der Idee zuwandte, Heilung in den Blüten ausgewählter Pflanzen zu suchen.

Da Halbheiten nicht seine Sache waren, gab er 1930 die eigene Praxistätigkeit auf und machte sich auf die Suche nach diesen Heilmitteln aus der Natur.

Er entschied sich, diese Pflanzen nicht in erster Linie auf Krankheiten zu beziehen, sondern auf typische Gefühlszustände und Persönlichkeitsmerkmale des Menschen, die er als hinter einer Krankheit stehend beobachtete. In seinem Buch »Heile dich selbst«, das ihm enormen Ärger seitens der Ärzteschaft einbrachte, spricht Bach davon, dass es nicht auf den Namen der Krankheit ankommt, sondern auf den negativen Gemütszustand, also auf die seelische Befindlichkeit, die dahintersteckt und die das innere Gleichgewicht des Menschen stört und ihn damit anfällig macht für Krankheit.

Die Energie der Bachblüten

Edward Bach fand auf diese Weise 38 Blüten, die negativen Gemütszuständen des Menschen entsprechen. Fragen wie: »Welcher Gefühlszustand bringt mich leicht aus dem Gleichgewicht?« oder »Wie reagiere ich auf Probleme?«, »Was bereitet mir negativen Stress?«, »Was kränkt mich?« usw. führen dabei zur Wahl der richtigen Blüte. Obwohl der Begriff Stress damals noch nicht geläufig war, finden wir doch bei den meisten Blütenbeschreibungen Zustände, die wir heute diesem Thema zuordnen würden. Gerade in der Beurteilung von negativem Stress als Auslöser von körperlichen oder seelischen Erkrankungen sind sich heute nahezu alle Fachleute einig. Edward Bach hat uns mit dem Sieg über seine eigene Krankheit ein ermutigendes Beispiel dafür gegeben, was psychische Energie, Glaubenskraft und Vertrauen in die eigene Lebensaufgabe bewirken können.

Naturwissenschaftlich orientierte und den alternativen Methoden kritisch gegenüberstehende Menschen ordnen die Wirkung der Blüten – wenn überhaupt – als »Placebo-Phänomen« ein. Dass die Bachblüten auch bei Tieren wirken, ist dabei nicht unbedingt ein Gegenargument, da der Mensch seinem geliebten Haustier auch Informationen überträgt.

Mit der richtigen Bachblüte Immunsystem-stärkende Gefühle unterstützen

Die ausführliche Beschreibung aller 38 Blütenessenzen ist im Rahmen dieses Buches nicht möglich. Sie finden dazu im Anhang entsprechende Literaturempfehlungen. Ich möchte Ihnen hier meine ganz persönliche Bachblüten-Hausapotheke zur Stärkung des Immunsystems empfehlen, die Sie gerne mit Ihren eigenen Blüten ergänzen können. Sie finden bei jeder Blüte einige Stichworte zum negativen Gemütszustand, d.h. einen Hinweis darauf, wann Sie diese Blüte benötigen und welche Gefühle oder Erfahrungen die Blüte fördert und schenkt.

Bei der Auswahl der Blüten habe ich mich von Edward Bachs Fragen leiten lassen, welche Gefühlszustände den Menschen am meisten belasten und damit auch am Ende krank machen.

Abgrenzung, mangelnde:

Bachblüte Nr. 4 Centaury (Tausendgüldenkraut) schenkt und fördert

- » Entwicklung der eigenen Individualität
- » den Mut, Nein zu sagen und sich abzugrenzen
- » die Fähigkeit, mit Widerständen zurechtzukommen

Angst:

Bachblüte Nr. 2 Aspen (Zitterpappel) schenkt und unterstützt

- » Furchtlosigkeit und Mut, Vertrauen in das Leben
- » die Fähigkeit, mutig wirklich drohenden Gefahren zu begegnen
- » Abgrenzung gegenüber negativen Einflüssen in jeder Form

Ärger, heftige Wutgefühle:

Bachblüte Nr. 6 Cherry Plum (Kirschpflaume) schenkt und unterstützt

- » die Fähigkeit, mit Wut und Aggression konstruktiv umzugehen
- » den Abbau gestauter Energie, bevor man »explodiert«
- » inneren Frieden

Einsamkeit:

Bachblüte Nr. 14 Heather (Schottisches Heidekraut) schenkt und unterstützt

- » Selbstliebe
- » Verbindung zum inneren Kind und gleichzeitig Einfühlungsvermögen in andere
- » Unabhängigkeit durch innere Geborgenheit

Innerer Groll, nicht verzeihen können:

Bachblüte Nr. 38 Willow (Weide) schenkt und unterstützt

- » Eigenverantwortlichkeit
- » Loslassen von Altem
- » Bereitschaft zu verzeihen

Mangelnde Lebensfreude:

Bachblüte Nr. 27 Rock Water (Quellwasser) schenkt und fördert:

- Lebensfreude und die Erlaubnis, sich etwas Gutes zu gönnen und zu genießen
- Loslassen von übermäßigem Ehrgeiz
- Selbstliebe

Reinigung auf allen Ebenen:

Bachblüte Nr. 10 Crab Apple (Holzapfel)

- kann innerlich eingenommen werden
- einreiben oder ein paar Tropfen ins Badewasser

Schocksituationen jeder Art (auch die »kleinen«):

Bachblüte Nr. 29 Star of Betlehem (Doldiger Milchstern) stärkt und fördert

- Seelentrost
- Harmonisierung von Körper, Geist und Seele und dadurch innere Ruhe
- die Bereitschaft, eine Situation anzunehmen

Was tun, wenn man bereits erkrankt ist?

Auch hierfür möchte ich Ihnen einige Blütenessenzen empfehlen. Wichtig ist dabei vor allem, dass Sie sich fragen, welche belastenden Gefühle, welcher negative Gemütszustand am Ende zum Ausbruch der Krankheit beigetragen oder geführt haben könnte. Die Antworten führen Sie nicht nur zur richtigen Blüte, sondern könnten auch in einem therapeutischen Prozess hilfreich sein und Ihren Behandler*innen den Weg zur richtigen Therapie zeigen:

Frage	Hilfreiche Bachblüte
Waren Sie übermäßig erschöpft, ausgebrannt, und haben Sie schon länger gespürt, dass Sie eigentlich Ruhe brauchen und sich dennoch nicht gegönnt haben?	Bachblüte Nr. 11 Elm (Englische Ulme) stärkt und fördert › Rückverbindung zur eigenen Kraft › Bereitschaft, übermäßige Forderungen abzuwehren › Bereitschaft, Hilfe anzunehmen Bachblüte Nr. 17 Hornbeam (Hainbuche) stärkt und fördert › Lebendigkeit und geistige Frische › Freude an ausgleichender körperlicher Bewegung › Bereitschaft, Schritt für Schritt die Probleme anzupacken Bachblüte Nr. 23 Olive (Olive) schenkt und unterstützt › Aufbau von Energiereserven › Abgrenzung und guten Schutz › innere Ruhe und Harmonie

Haben Sie vor Ausbruch der Krankheit eine schlechte Nachricht erhalten oder einen Schock erlitten?	Bachblüte Nr. 26 Rock Rose (Sonnenröschen) schenkt und unterstützt › die Fähigkeit, in Krisen einen kühlen Kopf zu behalten › die Verbindung von Körper, Seele, Geist › die Erkenntnis, dass Angst kein guter Ratgeber ist Bachblüte Nr. 29 Star of Betlehem (Doldiger Milchstern) schenkt und unterstützt › Seelentrost › Harmonisierung von Körper, Geist und Seele und dadurch innere Ruhe › die Bereitschaft, eine Situation anzunehmen
Ging es dabei um einen Menschen, um den Sie sich übermäßige Sorgen gemacht haben?	Bachblüte Nr. 25 Red Chestnut (Rote Kastanie) schenkt und unterstützt › das Vertrauen in die innere Führung und/oder in göttlichen Schutz › die Fähigkeit, sich von sorgenvollen Gedanken zu lösen und dem anderen Menschen positive aufbauende Gedanken zu senden › gute Intuition, die auch für andere eingesetzt werden kann

Fühlen Sie sich apathisch und kraftlos, und fehlt Ihnen der Glaube an Heilung?

Bachblüte Nr. 13 Gorse (Stechginster) schenkt und unterstützt
- Hoffnung und Vertrauen in die innere Führung
- den Blick auf Auswege aus der Situation
- die Bereitschaft, aktiv an der Veränderung zu arbeiten

Bachblüte Nr. 37 Wild Rose (Heckenrose) schenkt und unterstützt
- Lebensmut
- Interesse an der eigenen Heilung, am eigenen Leben
- Selbstverantwortung

Sind Sie eher unruhig und reizbar und haben wenig Geduld mit sich und anderen?

Bachblüte Nr. 18 Impatiens (Drüsentragendes Springkraut) schenkt und fördert
- Geduld mit sich selbst und anderen
- Entspannung
- die Fähigkeit, zu überlegen und die Konsequenzen zu bedenken, bevor man reagiert oder handelt

Bachblüte Nr. 35 White Chestnut (Weiße Kastanie) schenkt und unterstützt
- Gedankenruhe
- innere Ordnung, um Probleme der Reihe nach lösen zu können
- Konzentrationsfähigkeit

Rescue Remedy, die Notfalltropfen, sollten Sie in allen kleineren und größeren Notfällen zur Hand haben. Es handelt sich um eine fertige Mischung aus den Blüten Clematis, Cherry Plum, Impatiens, Rock Rose und Star of Betlehem; die Rescue Salbe enthält zusätzlich die Blüte Crab Apple.

Einnahme und Anwendungsdauer

Sie können sich entweder in der Apotheke Mischungen von einer oder mehreren Blüten herstellen lassen oder sich die sogenannten Stockbottles, Vorratsflaschen, selbst bestellen. Mischen Sie möglichst nicht mehr als drei bis fünf Blütenessenzen zusammen (2/3 Wasser, je 5 Tropfen der entsprechenden Blüte und etwa 1/3 Alkohol oder Obstessig). Ich empfehle in der Regel eine Einnahme von 2 x 10 Tropfen täglich.

Sie können auch aus der Vorratsflasche täglich einen Tropfen auf ein Glas Wasser geben und schluckweise trinken.

Die Notfalltropfen empfehle ich unverdünnt und direkt unter die Zunge einzunehmen, bis zu einmal stündlich, so lange, bis die heftigsten Beschwerden abgeklungen sind.

Nehmen Sie die Mischungen so lange, wie der negative Gemütszustand anhält, also durchaus auch mehrere Fläschchen, wenn es sich um ein Thema in Ihrem Leben handelt, das immer wiederkehrt.

AUF DEN PUNKT GEBRACHT

- Körper, Seele und Geist spielen immer zusammen, daher ist regelmäßige Innenschau in Bezug auf unsere Gefühle und Gedanken so wichtig.
- Indem wir uns jeden Tag Zeit für uns nehmen und Übungen machen, die uns guttun, stellen wir unseren Geist aktiv auf Heilung ein.
- Dabei ist es hilfreich, jede Übung mit einer Entspannung zu beginnen. Denn nur wenn wir innerlich zur Ruhe kommen, können die Übungen ihre heilenden Wirkungen entfalten.
- Auch Geduld ist wichtig, denn wenn die Ursache für eine Beschwerde oder ein belastendes Gefühl sehr tief sitzt, braucht es manchmal länger, bis sich Erfolg einstellt.
- Die beste Übungspraxis ist, möglichst täglich über einen gewissen Zeitraum hinweg (z.B. 21 Tage) zu üben. Dabei hilft es, Erfahrungen und mögliche Erkenntnisse aufzuschreiben, die man aus einer Übung gewonnen hat.
- Es ist hilfreich, seine ganz persönlichen Heilungssymbole zu finden, z.B. Bilder, Worte wie Affirmationen, Handhaltungen etc., und diese im Alltag zu aktivieren.
- Ein »Übungsplan« mit den persönlichen Lieblingsübungen ist sinnvoll, um sich zu motivieren – vorbeugend können es mehr Übungen sein, im akuten Krankheitsfall lieber weniger.
- Es stehen uns unglaublich reiche Ressourcen aus der Welt des Geistes, der Musik, der Natur etc. zur Verfügung – nutzen wir sie zu unserem eigenen Wohl!

6. Kapitel:

Notfallplan in der Krise

Es gibt immer wieder Krisenzeiten in unserem Leben, zu denen die Tage vor oder nach einer Operation gehören, Krankheiten oder belastende Therapien wie eine Chemotherapie oder eine niederdrückende Diagnose, die zu verarbeiten ist. Auch der unverhoffte Tod eines Angehörigen oder Trennungen können uns in einen Schockzustand versetzen. Obwohl gerade in solchen Situationen die Selbstheilungskräfte so sehr gefragt sind, gelingt es uns oft nicht, uns positiv auf ihr Wirken einzustellen. Gerade dann verlieren wir die Hoffnung, überlassen uns der Trauer oder der Angst und können keinen klaren Gedanken fassen. Ein großes Glück ist es, wenn wir jetzt Menschen an unserer Seite haben, die uns stärken und uns mit Liebe und Fürsorge unterstützen. Doch besonders wichtig sind in diesen Situationen innere Anker, also Bilder und Übungen, die uns helfen, auf die innere Stärke und das Wirken der Selbstheilungskräfte zu vertrauen. Diese Übungen müssen einfach und leicht umzusetzen und uns im besten Fall bereits vertraut sein. Denn gerade wenn Angst und Schmerz uns überwältigen, ist auch unsere Konzentrationsfähigkeit geschwächt.

Es ist deshalb empfehlenswert, eine kleine »Hausapotheke« vorrätig zu haben, mit folgendem Inhalt:

» Rescue Remedy Tropfen (Notfalltropfen) aus der Bachblüten-Serie: Nehmen Sie in Schocksituationen in kurzen Abständen alle halbe Stunde einen Tropfen aus der Vorratsflasche unter die Zunge.

- Ätherische Öle, die beruhigen (z.B. Bergamotte, Lavendel, Melisse, Rose).
  Füllen Sie die Öle in eine Sprühflasche, und besprühen Sie Ihr Kopfkissen oder füllen Sie einige Tropfen Öl in einen Verdampfer für ätherische Öle.
- Musik, die Ihnen guttut, die beruhigt und entspannt (erstellen Sie eine Playlist für alle Fälle).
- Ein Foto oder ein inneres Bild, das Sie mit guten Gefühlen verbinden (es kann ein Familienfoto, eine Erinnerung aus einem besonders schönen Urlaub sein, das Bild einer Muttergottes usw.).
- Entspannungsübungen, die Sie selbst oder ein lieber Mensch auf Ihr Mobiltelefon aufgenommen haben, oder gesprochene Übungen aus diesem Buch.
- Heitere Texte oder Gedichte, die Sie gernhaben und die Sie von einem lieben Menschen gesprochen hören können, z.B. während einer Chemotherapie oder während eines Krankenhausaufenthalts.

Was sich bei Krankheit bewährt

Jeder Gedanke ist Energie – dieses Wissen ist bei jeder Krankheit, besonders jedoch bei starken Schmerzen und natürlich vor einer Operation oder auch vor einer Chemotherapie, wichtig. Der Körper muss jetzt einige Herausforderungen meistern und braucht deshalb Ihre mentale und emotionale Unterstützung.

- Lenken Sie immer wieder die Wahrnehmung auf den Atem; versuchen Sie Schmerz oder Angst auszuatmen und beim Einatmen neue Energie aufzunehmen.
- Wählen Sie eine heilende Farbe, die Ihnen guttut, oder stellen Sie sich weißes, strahlendes heilendes Licht vor, das durch Ihren Körper fließt.

- Praktizieren Sie so oft wie möglich die »Lichtdusche« (siehe Seite 173)
- Praktizieren Sie die Übung »Fluss der Energie anregen« (siehe Seite 145)
- Gehen Sie an Ihren inneren Platz der Ruhe und Geborgenheit, legen Sie sich in eine imaginäre Hängematte, und lassen Sie Ihre Heilkräfte arbeiten, während Sie ruhen.
- Legen Sie eine Hand auf Ihr Herz und eine Hand auf den Bereich unterhalb des Nabels, und nehmen Sie die Energie wahr, die zwischen Ihren Händen fließt. Wenn es möglich ist, eine Übung im Sitzen zu machen: Legen Sie eine Hand auf Ihr Herz und die andere an den unteren Rücken, auf das Kreuzbein. Versuchen Sie den Energiefluss zwischen Ihren Händen zu intensivieren, bis Sie eine Verbindung zwischen den Händen spüren.
- Finden Sie eine Affirmation, die Sie wie ein Mantra wiederholen, und/oder wiederholen Sie ein Mantra oder ein Gebet.
- Benützen Sie dazu so oft wie möglich die »Drei-Finger-Technik« (siehe Seite 142)
- Stellen Sie sich vor, Sie werden beschützt von einer universellen Kraft, von Gott, von der Gottesmutter Maria, einer Göttin oder einer weisen Gestalt, die hinter Ihnen steht und Ihren Rücken stützt.
- Nehmen Sie die Kraft der Ahnen wahr, die hinter Ihnen stehen, vielleicht erscheint Ihre Großmutter, Ihr Großvater und die vielen dahinter, die für Sie da sind.

Besondere Herausforderungen meistern: Operation oder Chemotherapie

Experimentieren Sie mit den oben beschriebenen Heilmethoden und Heilprogrammierungen, und finden Sie heraus, welche Ihnen am meisten guttut. Sie können die Stelle, an der der Eingriff vorgenommen werden soll, auch schon Wochen vorher behandeln, die Hände auflegen oder Licht und Energie dorthin schicken. Finden Sie Musik, die Sie entspannt, und stellen Sie sich vor, wie dadurch in Ihrem Körper Harmonie entsteht. Nach meiner Erfahrung hat sich Musik von Mozart, Bach, Mendelssohn oder auch Haydn besonders bewährt. Oder wählen Sie Ihre persönliche Lieblingsmusik aus. In ähnlicher Weise behandeln Sie Ihren Körper nach einer Operation. Jetzt ist heilende Energie besonders nötig. Auch in dieser Phase empfehle ich Ihnen, so oft wie möglich »heilende« Musik zu hören (siehe auch ab Seite 215). Sie leistet wertvolle Dienste für die Anregung des Immunsystems und die Regeneration ihrer Zellen. Aber auch Ruhe und Stille sind jetzt für Ihren Körper wichtig, damit die innere Ordnung, die durch jeden noch so kleinen Eingriff gestört wird, wiederhergestellt werden kann. In den Tagen vor der Operation sollten Sie so oft wie möglich bewusst entspannen. Alle Übungen ab Seite 113 eignen sich dafür.

Nehmen Sie sich auch Zeit, sich mit Ihren Gefühlen auseinanderzusetzen. Wenn Ängste auftauchen, versuchen Sie aufbauende Gefühle von Vertrauen dagegenzusetzen, ohne die Angst zu verdrängen. Erinnern Sie sich an viele Situationen Ihres Lebens, die Sie schon gemeistert haben. Lassen Sie ein Bild entstehen, wie froh Sie sein werden, wenn alles gut gegangen ist und Sie sich wieder dem Heilungsprozess in Ihrem Körper zuwenden können.

In meiner Praxis habe ich viele außerordentlich positive Erfahrungen gemacht, wie gut Operationen verlaufen, wenn man sich in dieser Weise darauf vorbereitet. Sogar dem Operateur sollten Sie schon Tage vorher gute Gedanken schicken und sich im Geist bei ihm bedanken. Stellen Sie sich vor, dass zwischen Ihnen und den Personen, die Sie operieren und betreuen, Harmonie herrscht.

Bereiten Sie auch Ihre Organe und Zellen auf den Eingriff vor, und bitten Sie Ihre inneren Heilkräfte um Unterstützung.

Das ist erst einmal alles, was Sie tun können, um selbstwirksam und selbstverantwortlich am Gelingen der Operation teilzuhaben. Den Rest geben Sie am besten vertrauensvoll nach »oben« ab: Schicken Sie am Tag der Operation eine »SMS« an Ihren Schutzengel, und bitten Sie ihn um Begleitung und Schutz.

AUF DEN PUNKT GEBRACHT

- Es gibt immer wieder Krisenzeiten in unserem Leben, für die wir uns rüsten können. Dabei helfen uns z.B. innere Bilder und Übungen, die wir wie eine Art Anker nutzen können, um unsere Selbstheilungskräfte zu stärken.
- Wenn Angst und Schmerz uns überwältigen, ist es hilfreich, eine kleine Notfallapotheke (innere Bilder, Bachblüten, Musik usw.) greifbar zu haben.
- Unser Körper braucht bei Krankheit in besonderer Weise unsere mentale und emotionale Unterstützung.
- Auf Operationen können wir uns vorbereiten, indem wir schon Wochen vorher die fragliche Stelle »behandeln«, also die Hände auflegen oder Licht und Energie dorthin schicken.
- Es ist sinnvoll, sich vor belastenden Eingriffen auch mit den eigenen Gefühlen auseinanderzusetzen. Wenn Ängste auftauchen, sollten wir sie nicht verdrängen, sondern ihnen positive Gefühle und Vertrauen entgegensetzen.
- Wenn wir uns gedanklich so positiv wie möglich auf Heilung ausrichten, stärken wir unser Immunsystem.

7. Kapitel:
Wie wir einander helfen können

Schon seit vielen Jahren biete ich in meiner Praxis Seminarabende an, bei denen wir mithilfe verschiedener Übungen unsere Selbstheilungskräfte stärken. Es zeigt sich, dass die Gruppenenergie dabei sehr unterstützend wirkt. Für mich ist es immer wieder faszinierend zu erleben, wenn Menschen müde und erschöpft nach einem langen Arbeitstag in der Praxis ankommen und nach zwei Stunden fröhlich und gestärkt nach Hause gehen. Zum einen ist es die Gemeinschaft, in der wir uns wohlfühlen und die uns stärkt, wie Prof. Schubert schreibt, zum anderen entsteht bei den gemeinsamen Übungen eine intensive Energie, die heilsam wirkt und sich auf alle überträgt. Das gilt natürlich besonders für die persönliche Begegnung, bei der man sich umarmen und sich anlächeln kann. Aber die Erfahrung zeigt, dass es auch sehr hilfreich und spürbar ist, wenn man sich auf geistiger Ebene miteinander verbindet und einander hilft, gesund zu bleiben oder gesund zu werden. Erstaunlicherweise zeigt es sich, dass diese Zusammenkünfte sogar online positiv erlebt werden.

Unsere Fähigkeit zu Austausch von Gefühlen und Vorstellungen

Bei den Seminaren erleben wir zuweilen, dass Menschen etwas sehr Persönliches am anderen wahrnehmen, obwohl sie sich vorher noch nie gesehen haben. So spüren manche bei ihrer Partnerin einen körperlichen oder seelischen Schmerz und haben gleichzeitig eine Idee, was hilfreich sein könnte. Oder jemand hat das Gefühl, der Partner trüge etwas Schweres auf dem Rücken, und im anschließenden Gespräch stellt sich das als eine seelische Last heraus, die der Mensch mit sich schleppt. Man könnte es als die Fähigkeit zu Empathie oder als »intuitives Verstehen« bezeichnen, wie Prof. Bauer in seinem Buch über die Wirkung der Spiegelneuronen schreibt.[26] Über das System dieser Nervenzellen, die uns in die Lage versetzen, das, was in einem anderen Menschen vorgeht, wahrzunehmen, schreibt er: »Es muss demnach ein System wirksam sein, das den Austausch von inneren Vorstellungen und Gefühlen bewerkstelligen und außerdem die ausgetauschten Vorstellungen im Empfänger zu einer Resonanz, zum Erklingen, bringen kann.« Das System der Spiegelneuronen arbeitet spontan und unabhängig vom analytischen Verstand. Mehr als dieser machen es also die Spiegelneuronen möglich, einen anderen Menschen empathisch, aus dem anteilnehmenden Gefühl heraus, zu verstehen. Im besten Fall allerdings verbindet sich dieses intuitive Verstehen mit unserem Intellekt, der dann wiederum die richtigen Schlüsse ziehen und die richtigen Schritte einleiten kann.

Heilende Energie senden

Die Fähigkeit, intuitiv wahrzunehmen, was ein anderer Mensch braucht, können Sie sich zunutze machen, wenn Sie jemandem gute Gedanken oder heilende Energie schicken möchten. Das können Sie ganz real tun, wenn Sie mit dem Menschen, der Ihre Hilfe braucht, zusammen sind. Wählen Sie dazu Übungen aus den Unterkapiteln »Die Heilkraft der Hände«, Seite 143, oder »Die Heilkraft der inneren Bilder«, Seite 126.

Wenn sich dieser Mensch nicht in Ihrer Nähe befindet, nutzen Sie die Übertragung von Gedanken und Energie auf geistiger

26 Joachim Bauer: Warum ich fühle, was du fühlst. Intuitive Kommunikation und das Geheimnis der Spiegelneuronen. Heyne Verlag. 2006, S. 15

Ebene. Sie kennen sicher das Phänomen, dass Sie an jemanden denken, und kurze Zeit später ruft die Person Sie an, vielleicht weil Sie mit ihr einen »guten Draht« haben. Und über diesen Draht können Sie miteinander kommunizieren und sich sogar Heilenergie schicken.

Das sollten Sie dabei beachten:

» Arbeiten Sie nie nur mit Ihrer eigenen Körperenergie, sondern stellen Sie sich vor, dass Sie die Energie durch sich fließen lassen, die im Universum in Hülle und Fülle vorhanden ist. Verbinden Sie sich also immer mit dieser göttlichen oder universellen Energie, bevor Sie sich einer anderen Person zuwenden.
» Bitten Sie den Menschen real oder in Ihrer Vorstellung um Erlaubnis, mit ihm arbeiten zu dürfen, mit dem Hinweis, dass es ihm freigestellt ist, diese Energie anzunehmen.
» Wenn bei Ihrer Heilmeditation etwas aufgetaucht ist, was Sie für wichtig halten, sagen Sie es nicht, ohne vorher gefragt zu haben, ob es gewünscht ist.
» Senden Sie die Heilenergie auf die Weise, die für Sie stimmig ist, z.B. als helles Licht, als Farbe oder als kosmische Heilenergie.

ÜBUNG: HEILENERGIE SENDEN

» Setzen Sie sich bequem und aufrecht hin, und schließen Sie die Augen.
» Nehmen Sie Ihren Körper und Ihren Atem wahr, vertiefen Sie den Atem, sodass Sie sich entspannen können.
» Auftauchende Gedanken oder Gefühle nehmen Sie wahr und lassen sie wieder gehen. Versuchen Sie auf diese Weise, ruhiger und ruhiger zu werden.

- Verbinden Sie sich bewusst über Ihre Füße mit der Erde und über den Scheitel mit dem Himmel. Stellen Sie sich vor, wie Sie sich mit der göttlichen/kosmischen Energie verbinden. Sie können sich die Energie wie ein strahlendes Licht vorstellen, das durch Sie fließt, sich in Ihrem Herzen zentriert und sich mit Ihrer Liebe verbindet.
- Die Energie fließt jetzt über die Arme und Handflächen zu der Person, die Heilung benötigt. Stellen Sie sich diesen Menschen vor Ihrem inneren Auge so genau wie möglich vor. Vielleicht erinnern Sie sich an eine bestimmte Situation oder ein Foto, auf dem der Mensch zu sehen ist.
- Intensivieren Sie diese Vorstellung. Vielleicht können Sie feststellen, dass Ihre Handflächen warm werden oder zu kribbeln beginnen.
- Stellen Sie sich vor, Sie legen Ihre Handflächen auf die verletzte Stelle, auf den Bauch oder den Herzbereich des Menschen und lassen die Heilenergie über Ihre Hände dorthin fließen.
- Vielleicht taucht eine Information auf, was noch notwendig wäre – Sie können auf diesem Wege alles senden, was Heilung unterstützt.
- Bleiben Sie noch eine Weile in dieser Verbindung.
- Verabschieden Sie sich und lösen Sie sich sanft aus der Verbindung zu der anderen Person.
- Öffnen Sie wieder die Augen und lassen Sie sich noch einen Moment Zeit, bevor Sie sich wieder der Außenwelt zuwenden.

Heile, heile Segen … Heilenergie für Kinder

»Heile, heile Segen, morgen gibt es Regen, übermorgen Sonnenschein, dann wird's wieder besser sein.« So heißt ein altes Kinderlied, bei dem das Heilen sowohl mit dem Segen (von oben) verbunden wird als auch mit den Wetterbedingungen in der Natur, die so veränderlich sind wie das Auf und Ab in einem menschlichen Leben.

Erinnern Sie sich, was Ihnen als Kind geholfen hat, wenn Sie sich das Knie beim Spielen angeschlagen oder den Finger verbrannt haben? Die beste Erste-Hilfe-Maßnahme bei kleinen Verletzungen ist, wenn das Kind in den Arm genommen und getröstet und beruhigend gestreichelt wird. Auch die Hände auf die verletzte Stelle auflegen ist eine instinktive Reaktion der Erwachsenen oder vielleicht sogar ein Heile-heile-Segen-Lied. Sind die Kinder größer, kann man ihnen helfen, ihre Selbstheilungskräfte zu unterstützen, indem man sie anregt, heilende Bilder zu entwickeln.

Die kreativen Fähigkeiten des Kindes unterstützen

Kinder bis zu sechs Jahren befinden sich häufig noch auf einer entspannteren Bewusstseinsebene. Das zeigt sich darin, dass sie sich ihrem Spiel hingebungsvoll widmen können oder in ein Bilderbuch völlig vertieft sind. Sie nutzen ihre kreativen und intuitiven Fähigkeiten deutlich mehr als Erwachsene. Die Figuren aus den Märchen können zum Leben erweckt und beseelt werden. Sogar ein Holzauto und die Tigerente werden lebendig. Auch noch in den ersten Schuljahren führen Bär und Puppe für die Kinder ein Eigenleben. Für sie ist es kein Problem, mit ihrem Lieblingsstofftier zu sprechen, es zu füttern oder, wenn es verletzt ist, seine Wunden zu versorgen. Diese Fähigkeit können Sie aktivieren, wenn Ihr Kind krank ist, indem Sie z.B. vorschlagen, hilfreiche Tiere, Zwerge, den Doktor-Bär oder einen Engel zu Hilfe zu rufen.

Vor vielen Jahren hatte ich die Möglichkeit, an einem Workshop von Dr. Bernie Siegel in San Diego teilzunehmen. Der 1932 geborene Internist und pädiatrische Chirurg, von dem bereits auf Seite 102 die Rede war, wurde in den USA bekannt durch seinen Bestseller »Love, Medicine and Miracles«. Die Erfahrungen aus seiner langen Berufserfahrung führte er fort, indem er eine Non-Profit Organisation gründete, die sich der Erforschung von Krebs und anderen lebensbedrohlichen Krankheiten vor allem bei Kindern widmete. Dabei ging es ihm besonders darum, wie man mithilfe von Einzel- und Gruppentherapie, durch Traumarbeit und durch den Einsatz gezielter Imaginationsübungen den negativen, chronischen emotionalen Stress abbauen kann, den er als einen der erheblichen Gründe für den Ausbruch einer solch schweren Krankheit sah. Während des Workshops zeigte er eine große Anzahl von Bildern, die Kinder während ihrer schweren Erkrankung vor oder nach der Operation gemalt hatten. Er erklärte, dass die Kinder ermuntert wurden, Ideen und Strategien zu entwickeln, wie sie ihre Abwehrzellen aktivieren und ihr Immunsystem stärken können. Ich erinnere mich noch heute an ein berührendes Bild von einem Bett, das von Engeln umstellt war, während ein kleiner Kinderkopf unter der Decke hervorlugte. Ein anderes Bild stellte eine Burg dar mit einem tiefen Graben rundherum und einer wehrhaften Armee, die jede Zinne besetzte. Das Bild eines kleinen Mädchens zeigte eine Fee mit einem magischen Zauberstab, die es bewachte. Bernie Siegel machte deutlich, wie wichtig diese Helfer und Beschützer besonders für kranke Kinder sind. Er und sein Team ermunterten die Kinder, sich kleine Wesen wie Zwerge vorzustellen, die Tag und Nacht schuften, um den Körper in Ordnung zu halten. Alles, was nicht mehr brauchbar ist, sollten die Zwerge mit kleinen Schaufeln auf Schubkarren laden und abtransportieren.

Aber auch der geliebte Bär kann im Krankenhaus lebenswichtig werden, er kann in Momenten größter Einsamkeit das Gefühl von Nähe und Wärme geben und damit das Immunsystem stabilisieren. Helfen Sie deshalb Ihrem Kind dabei, innere Beschützer zu entwickeln, die Tag und Nacht wachsam sind.

Gemeinsam heilende Strategien entwickeln

Beschreiben Sie je nach Alter des Kindes mit Ihren Worten so einfach wie möglich die Aufgaben des Immunsystems, und entwickeln Sie gemeinsam Bilder für die wichtigsten Funktionen. Malen Sie die Fresszellen als kleine gefräßige Kugeln mit scharfen Zähnen, die Abwehrkörper bildenden B-Zellen als Arbeiter mit Hammer und Meißel oder als Bäcker gekleidet, die auf langen Brettern neue Abwehrkörper vorbereiten, die in den Ofen geschoben und gebacken werden. Je plastischer Sie die Figuren ausschmücken, umso mehr sind sie im Bewusstsein der Kinder. Sie sollten vor allem Freude und auch Spaß dabei haben. Malen gehört zu den wichtigen kreativen Tätigkeiten, die unser Immunsystem stärken. In der anthroposophischen Medizin finden Sie wunderbare Anregungen, wie durch Malen und Gestalten die eigenen heilenden Kräfte angeregt werden. Schlagen Sie Ihrem Kind vor, sich selbst darzustellen, einen Baum, Blumen oder Tiere. In allem kommt ein eigener Anteil zutage, wird aus dem Unbewussten ins Bewusstsein gehoben. Achten Sie darauf, welche Farben das Kind verwendet, ob es sich selbst als groß und stark oder klein und hilflos darstellt. Versuchen Sie in diesem Fall liebevoll und unterstützend das Selbstbewusstsein des Kindes aufzubauen.

Das kann z.B. durch gemeinsames Singen geschehen, das nicht nur Spaß macht, sondern auch das Selbstbewusstsein stärken und die Abwehr unterstützen kann: »Hänschen klein ging allein in die weite Welt hinein. Stock und Hut steh'n ihm gut, ist ganz wohlgemut« – statt dem »aber Mutter weinet sehr ...« könnten Sie weiterfahren »und das Hänschen, das ist schlau, es ist stark und weiß genau, ich hab Mut, das tut gut, nun geh ich nach Haus«. Die Texte können durchaus albern sein. Sie wissen ja, Lachen stärkt das Immunsystem und damit unsere Abwehrkräfte.

HEILUNGSGESCHICHTE

Die Fantasiefähigkeit von Kindern kann man nutzen, um ihre Immunkräfte anzuregen, indem man ihnen eine Geschichte erzählt, die sie dann malen können.

Hierzu ein kleines Beispiel, das Sie natürlich noch ausschmücken oder abwandeln können:

- Unser Körper ist wie eine große Stadt. Es gibt viele Stadtbezirke, das sind im Körper die Organe wie das Herz oder die Lunge.
- Stell dir vor, es gibt viele Straßen, die durch diese Stadt führen, Autobahnen, große und kleine Straßen und ganz kleine Wege. Und dann gibt es ein riesiges Transportsystem, das ist das Blut. Wie in einer Bahn mit vielen Waggons wird alles, was im Körper gebraucht wird, dort hingebracht und der Müll wieder abtransportiert. So werden alle Bezirke der Stadt erreicht, jede noch so kleine Straße befahren.
- Und in dieser Bahn wimmelt es von Fahrgästen. Die meisten wissen genau, wo sie hinwollen, denn sie bringen wichtige Informationen und Nährstoffe. Aber es gibt auch finstere Gestalten, die unterwegs sind. Das sind im Körper Viren und Bakterien, die uns schaden wollen.
- Wie gut, dass es in der Bahn auch Aufpasser gibt, gute Polizisten, Fahrschein-Kontrolleure. Sie nehmen sich die Schwarzfahrer vor, und da wird nicht lange gefackelt, die dunklen Gestalten werden sofort erledigt und rausgeworfen.
- So beglückwünschen sich die Aufpasser: »Das haben wir gut gemacht!«
- Und jetzt geht es in der Bahn schon wieder fröhlicher zu. Die Fahrgäste freuen sich, dass sie jetzt unbehelligt

weiterfahren und ihre vielen guten Sachen abliefern können.
- » Sie sind ja sowieso in der Überzahl, aber manchmal sind ihnen einfach zu viele von den Schwarzfahrern entwischt.
- » Und so beschließen sie, in Zukunft noch besser aufzupassen, damit du wieder schnell gesund wirst (gesund bleibst).

Nicht immer ist man allerdings vor Ort, wenn ein Kind Hilfe und Trost braucht. Ein Glück, dass wir wissen, dass Gedanken enorme Kräfte transportieren können. Sie können nicht nur gute Gedanken schicken, sondern auch ganz konkrete innere Bilder, mit denen Sie das Immunsystem unterstützen, ähnlich wie am Anfang des Kapitels beschrieben.

AUF DEN PUNKT GEBRACHT

- Wir alle haben grundsätzlich die Fähigkeit, einen anderen Menschen empathisch, aus dem anteilnehmenden Gefühl heraus, intuitiv zu verstehen.
- Die Fähigkeit, intuitiv wahrzunehmen, was ein anderer braucht, können wir uns zunutze machen, wenn wir ihn bei der Heilung unterstützen möchten.
- Wir können die Übertragung von Gedanken und Energie auf geistiger Ebene einsetzen und z.B. jemandem, der weit entfernt ist, gute Gedanken oder heilende Energie schicken.
- Wenn wir einem anderen Menschen Energie senden, gilt es, sich vorher dessen Erlaubnis einzuholen.
- Wir sollten nie mit unserer eigenen Körperenergie arbeiten, sondern uns mit der universellen (göttlichen) Heilenergie verbinden.
- Kinder setzen ihre kreativen und intuitiven Fähigkeiten viel mehr ein, als Erwachsene das tun. Diese Fähigkeit können wir nutzen und die Fantasie des Kindes anregen, wenn es um unterstützende innere Helfer geht.
- Wir können mit Kindern gemeinsam heilende Strategien entwickeln, um ihr Immunsystem zu stabilisieren und die Selbstheilungskräfte zu stärken. Dazu kann gemeinsames Malen und Singen gehören oder das Entwickeln eines »Heilungsmärchens«.

Nachwort

Ich möchte Ihnen zum Abschluss des Buches noch eine To-do-Liste für Ihr Immunsystem mitgeben. Die vorgeschlagenen Punkte können Sie natürlich beliebig erweitern. Sie können sich auch eine eigene Liste erstellen, die Sie wie einen Merkzettel mit sich tragen, um sich immer wieder daran zu erinnern, dass Sie Verantwortung für Ihr Wohlbefinden, für Ihre Selbstheilungskräfte haben.

» Entwickeln Sie Rituale zur Stärkung Ihrer Selbstheilungskräfte. Wählen Sie aus den vorgeschlagenen Übungen für einen bestimmten Zeitraum jeweils eine aus, die Sie täglich üben. Gehen Sie einmal täglich an Ihren inneren Entspannungsplatz, oder erinnern Sie sich an ein Ankerbild.
» Atmen Sie mindestens einmal täglich 5 Minuten langsam und bewusst und so tief wie möglich. Stellen Sie sich dabei vor, wie Sie nicht nur Luft, sondern die Energie aufnehmen, die Sie am Leben hält.
» Üben Sie Achtsamkeit – nur so können Sie wahrnehmen, was in Ihrem Körper und Ihrer Seele vorgeht, und nur so haben Sie die Möglichkeit zur Veränderung von Verhaltensweisen und Mustern, die Ihnen schaden.
» Genießen Sie das Hier und Jetzt – die Vergangenheit können Sie nicht mehr ändern, die Zukunft gestalten Sie aus der Gegenwart heraus, es ist also wichtig, was Sie jetzt denken und tun.

- Erkennen Sie negative Gedanken, wenn sie auch noch so klein sind, und gehen Sie richtig damit um, ohne sie zu verdrängen.
- Verzeihen Sie sich und anderen die kleinen Fehler, und versuchen Sie die großen Dinge, die Sie nicht verzeihen können, zu bearbeiten – denn Verzeihen befreit.
- Richten Sie Ihre Aufmerksamkeit so oft wie möglich auf das Gute in Ihrem Leben, in Ihrer Umwelt, bei Ihren Mitmenschen.
- Nehmen Sie täglich die Natur wahr in ihrem Wandel der Jahreszeiten und in ihrer Schönheit. Nutzen Sie Spaziergänge zum Auftanken.
- Vergessen Sie den Humor nicht, er ist eine unschätzbare Hilfe auch in schwierigen Zeiten. Lachen Sie so oft wie möglich aus vollem Herzen, und lächeln Sie z.B. über Charlie Brown, wenn er zu seinem Freund, dem Hund Snoopy, sagt: »Eines Tages müssen wir alle sterben, Snoopy.« Und der weise Snoopy antwortet: »Aber an allen anderen Tagen nicht.«
- Üben Sie, geduldig zu bleiben mit sich und den Mitmenschen, mit den kleinen und größeren Herausforderungen Ihres Lebens.
- Sorgen Sie für gute soziale Beziehungen, pflegen Sie Freundschaften, und interessieren Sie sich für die Nöte anderer Menschen
- Geben Sie große Probleme ab an eine höhere Macht, vertrauen Sie auf eine Kraft, die größer ist als Sie, und akzeptieren Sie das, was Sie nicht ändern können.

Setzen Sie dem Glauben an Ihre Selbstheilungskräfte keine Grenzen, glauben und vertrauen Sie der Kraft, die Sie am Leben hält! Vertrauen Sie darauf, auch in Zeiten, in denen die Selbstheilungskräfte überfordert sind, weil die Reize und Belastungen zu groß waren und Körper und/oder Seele eine Auszeit brauchen und Sie erkranken. Nutzen Sie auch dann alle Möglichkeiten der Unterstützung aus dem Inneren, aber nehmen Sie, wenn nötig, auch Kontakt mit Heilpraktiker*innen, Ärzt*innen oder Therapeut*innen Ihres Vertrauens auf. Stellen Sie sich vor, wie Heilkraft durch diese Menschen und ihre Therapien übertragen wird und Sie im Prozess der Heilung unterstützt.

Noch einmal möchte ich Prof. Schubert zu Wort kommen lassen: »Die Psychoneuroimmunologie, kurz PNI, weist auf einen übergeordneten Schlüsselfaktor hin, der über die gesamte Lebensspanne hinweg über Gesundheit und Krankheit entscheidet: die Beziehungen zwischen Menschen.« Das gilt für jede Form menschlicher Beziehung und besonders auch für therapeutische Beziehungen. Sind sie von Achtsamkeit, Respekt und Empathie geprägt, dient das der Anregung unserer Selbstheilungskräfte in größtem Maße.

In diesem Sinne hoffe ich, dass das Buch dazu beitragen kann, dass Sie auch in schwierigen Zeiten auf Ihre inneren Kräfte vertrauen und dass Sie, wie das Paar »Immunsystem und Psyche«, in einem unterstützenden Verbund mit anderen leben.

Beschwerden von A bis Z

Vergessen Sie nicht, Ihre Psyche und Ihr Immunsystem regelmäßig zu stärken. Alle im Buch vorgeschlagenen Übungen eignen sich dafür. Dabei ist Achtsamkeit der Schlüssel. Vielleicht können Sie es sich zur Gewohnheit machen, morgens vor dem Aufstehen und noch einmal um die Mittagszeit herum eine kleine Innenschau zu machen: »Wie geht es mir gerade? Was geht mir durch den Kopf? Was fühle ich in meinem Körper?« Denn wenn Sie belastenden Gefühlen und Gedanken rechtzeitig auf die Spur kommen und erkennen, welche Alltagssituationen Ihnen Stress bereiten, haben Sie die Möglichkeit gegenzusteuern, damit es gar nicht erst zu einer Schwächung des Immunsystems kommt.

Unter den folgenden Stichworten habe ich Ihnen Übungen, Bachblüten und Musikempfehlungen zusammengestellt, die Sie speziell für die angegebenen Themen einsetzen können.

Dabei gilt:

- Wählen Sie bei einem akuten Problem oder einer Krankheit eine oder zwei Übungen, und wiederholen Sie diese so häufig, bis Sie Veränderungen spüren. Danach können Sie das Übungsprogramm erweitern. Auch hier ist wieder Achtsamkeit und Geduld gefragt.
- Bachblüten sollten so lange eingenommen werden, bis Sie eine Wirkung verspüren. Wenn es sich um bereits länger bestehende Beschwerden handelt, rate ich Ihnen, die Tropfen über mehrere Wochen einzunehmen, wenn nichts anderes vermerkt ist. Die Dosierung bezieht sich in der Regel auf Mischungen mit der/den angegebenen Blüte/-n, wie Sie sie in der Apotheke beziehen oder selbst aus der Vorratsflasche (Stockbottle) herstellen können. Sie können für die Mischung eine oder mehrere Blüten verwenden. Die Notfalltropfen werden in der Regel direkt aus der Stockbottle unter die Zunge getropft oder in etwas Wasser eingenommen.
- Neben den vorgeschlagenen Musikstücken, meist aus der klassischen Musik, können Sie gern mit Ihrer eigenen Lieblingsmusik aus allen Bereichen wie Pop, Rock oder Weltmusik experimentieren.

Abgrenzung, mangelnde

Bachblüten:

» Bachblüte Nr. 4 Centaury, Seite 189: zweimal täglich 10 Tropfen über mehrere Wochen hinweg einnehmen

Übungen:

» Einpunkt-Meditation, Seite 105; Ein Ankerbild entstehen lassen, Seite 131; Heilende Affirmationen, Seite 142; Heilende Rituale entwickeln, z.B. sich täglich mit einer schützenden Lichthülle umgeben; Reise durch den Körper – Yoga Nidra, Seite 119; Metta-Meditation, Seite 164

Musik:

» z.B. L. v. Beethoven: Klavierkonzerte; J. S. Bach: Kantate: Wachet auf ruft uns die Stimme, BWV 1046

Angst vor Krankheit/Ansteckung

Bachblüten:

» Bachblüte Nr. 2 Aspen, Seite 189, Bachblüte Nr. 10 Crab Apple, Seite XXX: bei akuter Angst, sich angesteckt zu haben, stündlich 1 Tropfen aus der Vorratsflasche, sonst zweimal täglich 10 Tropfen aus der Mischung über mehrere Wochen einnehmen

Übungen:

» Der magische Schwamm, Seite 138; Lichtdusche, Seite 173; Den Fluss der Energie harmonisieren, Seite 145; Ballast abwerfen, Seite 181; Achtsamkeits-Meditation, Seite 161; möglichst einmal täglich eine oder mehrere Übungen

Musik:

» z.B. G. F. Händel: Wassermusik HWV 348, 349 und 350; J. S. Bach: Brandenburgische Konzerte Nr. 1 BWV 1046

Angst während einer Krankheit

Bachblüten:

» Bachblüte Nr. 2 Aspen, Seite 189, Bachblüte Nr. 35 White Chestnut, Seite 193: ein- bis zweimal täglich 10 Tropfen während der gesamten Krankheit

Übungen:

» Verbindung mit der göttlichen Heilkraft, Seite 156.; Stirn-Hinterkopf-Haltung, Seite 144; Reise zum Heilungstempel, Seite 157; Immunsystem stärken, Seite 133; Heilende Affirmationen, Seite 142;

Musik:

» z.B. F. Mendelssohn: Denn er hat seinen Engel befohlen ... MWV B 53; A. Pärt: Spiegel im Spiegel

Ärger, Wut

Bachblüten:

» Bachblüte Nr. 6 Cherry Plum, Seite 189: akut mehrmals am Tag oder bei schwelendem Ärger zweimal täglich 10 Tropfen über mehrere Wochen einnehmen

Übungen:

» Merkzettel für den Umgang mit belastenden Gefühlen, Seite 76; Aktive Entspannung, Seite 53; Den Fluss der Energie harmonisieren, Seite 145; Die »Affenherde« im Kopf beruhigen, Seite 118; Genau wie ich, Seite 165; Kreatives Schreiben, Seite 167

Musik:

» z.B. J. S. Bach: Toccata und Fuge in d-Moll BWV 565 (möglichst in Stokowski-Bearbeitung); L. v. Beethoven: Wut über den verlorenen Groschen, Op 129

Bedrohungsgefühle

» Rescue Remedy, Seite 194: akut viertelstündlich bis stündlich 1 Tropfen aus der Stockbottle unter die Zunge, sonst auch über längeren Zeitraum täglich 1 Tropfen auf ein kleines Glas Wasser

Übungen:

» Einen inneren Platz der Ruhe und Geborgenheit erschaffen, Seite 128; Drei-Finger-Technik, Seite 142; Verbündete finden aus der »anderen« Welt, Seite 44; Ein Ankerbild entstehen lassen, Seite 131; Atemberuhigung, Seite 116

Musik:

» z.B. L. v. Beethoven: Symphonie Nr. 6 op 68 (Pastorale); J. Brahms: Symphonie Nr. 3, op 90

Belastungen jeder Art

Bachblüten:

» Bachblüte Nr. 10 Crab Apple, Seite 190, Bachblüte Nr. 23 Olive, Seite 191: ein- bis zweimal täglich 10 Tropfen aus der Mischung über mehrere Wochen einnehmen

Übungen:

» Der magische Schwamm, Seite 138; Ballast abwerfen, Seite 181; Kreatives Schreiben, Seite 167; Musik hören/spielen; Achtsamkeits-Meditation, Seite 161; Ein Krafttier finden, Seite 183

Musik:

» z.B. W. A. Mozart: Klavierkonzert Nr. 21 KV 467; M. Bruch: Konzert für Violine und Orchester Nr. 1 op 26

Burn-out

Bachblüten:

» Rescue Remedy, Seite 194: im akuten Zustand ein- bis zweimal täglich 1 Tropfen aus der Stockbottle unter die Zunge oder auf ein kleines Glas Wasser; Bachblüte Nr. 23 Olive, Seite 191: ein- bis zweimal täglich 10 Tropfen zusammen mit Rescue Remedy über mehrere Wochen einnehmen

Übungen:

» Einen inneren Platz der Ruhe und Geborgenheit erschaffen, Seite 128; Dreiteilige Atmung, Seite 116.; Aktive Entspannung, Seite 54; Einschlaf-Ritual, Seite 61; Reise durch den Körper – Yoga Nidra, Seite 119; Metta-Meditation, Seite 164; Die inneren Ratgeber, Seite 129

Musik:

» z.B. J. S. Bach: Brandenburgische Konzerte 1–6 BWV 1046–1051; W. A. Mozart: Konzert für Violine und Orchester Nr. 1 op 26

Depressive Verstimmung

Bachblüten:

» Rescue Remedy, Seite 194: im akuten Zustand ein- bis zweimal täglich 1 Tropfen aus der Stockbottle unter die Zunge; Bachblüte Nr. 14 Heather, Seite 189, Bachblüte Nr. 27 Rock Water, Seite 190: zweimal täglich 10 Tropfen aus der Mischung über mehrere Wochen einnehmen

Übungen:

» Kreatives Schreiben, Seite 167; Bilder als Seelentherapie, Seite 168; Baden in Farbe, Seite 172; Lichtdusche, Seite 173; Inneres Lächeln, Seite 174; Den Fluss der Energie harmonisieren, Seite 145; Ein erfrischendes Bad im Wald, Seite 180; Musik hören und Musikreise, Seite 152

Musik:

» z.B. G. Fauré: Cantique de Jean Racine op 11; J. Haydn: Cellokonzert Nr. 1 in C-Dur

Einsamkeit

Bachblüten:

» Bachblüte Nr. 14 Heather, Seite 189, Bachblüte Nr. 35 White Chestnut, Seite 193: ein- bis zweimal täglich 10 Tropfen aus der Mischung über mehrere Wochen einnehmen

Übungen:

» Verbündete finden aus der »anderen« Welt, Seite 44; Atem-Meditation auf das Urvertrauen, Seite 93; Fünf-Minuten-Tagebuch, Seite 95; Mein Freund, der Baum, Seite 178; Die inneren Ratgeber, Seite 129

Musik:

» z.B. C. Saint Saens: Karneval der Tiere; J. S. Bach: Weihnachtsoratorium BWV 248, 10. Sinfonia und 12. Brich an o schönes Morgenlicht

Enttäuschung

Bachblüten:

» Bachblüte Nr. 14 Heather, Seite 189, Bachblüte Nr. 38 Willow, Seite 189: ein- bis zweimal täglich 10 Tropfen aus der Mischung über mehrere Wochen einnehmen

Übungen:

» Ein Ankerbild entstehen lassen, Seite 131; Einen inneren Platz der Ruhe und Geborgenheit erschaffen, Seite 128; Genau wie ich, Seite 165; Kreatives Schreiben, Seite 167; Bilder als Seelentherapie, Seite 168; Immunsystem stärken, Seite 133; Metta-Meditation, Seite 164

Musik:

» z.B. L. Cohen: Halleluja; B. Britten: Simple Symphonie; C. Debussy: La Cathédrale engloutie (aus 24 Preludes)

Erschöpfung

Bachblüten:

» Bachblüte Nr. 23 Olive, Seite 191: akut mehrmals täglich 1–2 Tropfen aus der Stockbottle einnehmen, sonst täglich zweimal

10 Tropfen in einer Mischung mit Bachblüte Nr. 27 Rock Water, Seite 190, über mehrere Wochen einnehmen

Übungen:

» Dreiteilige Atmung, Seite 116; Einen inneren Platz der Ruhe und Geborgenheit erschaffen, Seite 128; Blockaden auflösen, neue Energie tanken, Seite 135; Reise durch den Körper – Yoga Nidra, Seite 119; Ein Krafttier finden, Seite 183

Musik:

» z.B. W. A. Mozart: Vesperae solennes de confessore K 339: Laudate Dominum; Helge Burggrabe und Vokalensemble Elbcanto: Hagios ho Theos

Groll, innerer

Bachblüten:

» Bachblüte Nr. 38 Willow, Seite 189, Bachblüte Nr. 18 Impatiens, Seite 193: ein- bis zweimal täglich 10 Tropfen aus der Mischung über mehrere Wochen einnehmen

Übungen:

» »Merkzettel« für den Umgang mit belastenden Gefühlen, Seite 76; Der Intuition eine Stimme geben, Seite 108; Blockaden auflösen, neue Energie tanken, Seite 135; Genau wie ich, Seite 165; Metta-Meditation, Seite 164

Musik:

» z.B. R. Wagner: Vorspiel zur Oper »Die Meistersinger«; G. F. Händel: Feuerwerksmusik

Hoffnungslosigkeit

Bachblüten:

» Bachblüte Nr. 13 Gorse, Seite 193, Bachblüte Nr. 37 Wild Rose, Seite 193: akut mehrmals täglich 1–2 Tropfen aus der Stockbottle für einige Tage, sonst zwei- bis dreimal 10 Tropfen aus der Mischung über zwei bis drei Monate einnehmen

Übungen:

» Stirn-Hinterkopf-Haltung, Seite 144; Verbündete finden aus der »anderen« Welt, Seite 44; Musik hören/spielen; Musikreise, Seite 152; Ein Ankerbild entstehen lassen, Seite 131; Träume einladen, Seite 59; Ballast abwerfen, Seite 181

Musik:

» z.B. A. Vivaldi: Die Vier Jahreszeiten; B. Smetana: Die Moldau

Lebensfreude, mangelnde

Bachblüten:

» Bachblüte Nr. 27 Rock Water, Seite 190, Bachblüte Nr. 17 Hornbeam, Seite 191: ein- bis zweimal täglich 10 Tropfen aus der Mischung über mehrere Wochen einnehmen

Übungen:

» Träume einladen, Seite 59; Ein Krafttier finden, Seite 183; Inneres Lächeln, Seite 174; Lichtdusche, Seite 173; Baden in Farbe, Seite 172; Ein erfrischendes Bad im Wald, Seite 221; Bilder als Seelentherapie, Seite 168

Musik:

» Alles, was zum Tanzen einlädt: z.B. Walzer, Salsa, Tango; Michael Jones: Magical child

Lebensmut, mangelnder

Bachblüten:

» Bachblüte Nr. 37 Wild Rose, Seite 193, Bachblüte Nr. 13 Gorse, Seite XXX: ein- bis zweimal täglich 10 Tropfen aus der Mischung über zwei bis drei Monate einnehmen

Übungen:

» Energie von Himmel und Erde aufnehmen, Seite 146; Musikreise, Seite 152; Den Fluss der Energie harmonisieren, Seite 145; Atem-Meditation auf das Urvertrauen, Seite 93; Bilder als Seelentherapie, Seite 168; Heilende Rituale entwickeln wie z.B. mehrmals täglich eine aufrechte Körperhaltung einnehmen, tiefes Durchatmen mit einer stärkenden Affirmation verbinden

Musik:

» z.B. R. Schumann: Kinderszenen; L. v. Beethoven: 9. Symphonie

Loslassen, fällt schwer

Bachblüten:

» Bachblüte Nr. 14 Heather, Seite 189, Bachblüte Nr. 2 Aspen, Seite 189: ein- bis zweimal täglich 10 Tropfen aus der Mischung über mehrere Wochen einnehmen

Übungen:

» Einen inneren Platz der Ruhe und Geborgenheit erschaffen, Seite 128; Ein heilendes Ritual entwickeln, z.B. eine tägliche Liste erstellen, was ich heute loslassen möchte (Gedanken, Gefühle, Materielles); Der Intuition eine Stimme geben, Seite 108; Inneres Lächeln Seite 174; Ballast abwerfen, Seite 181

Musik:

» z.B. D. Schostakowitsch: Klavierkonzert Nr. 2, op. 102, II. Andante; G. Donizetti: Una furtiva lagrima aus der Oper L' elisir d'amore

Negative Gefühle wie Neid, Eifersucht, Hass, Widerwillen

Bachblüten:

» Bachblüte Nr. 14 Heather, Seite 189, Bachblüte Nr. 4 Centaury, Seite 189, Bachblüte Nr. 6 Cherry Plum, Seite 189: akut drei- bis viermal täglich 7–10 Tropfen, sonst ein- bis zweimal täglich 10 Tropfen aus der Mischung über mehrere Wochen einnehmen

Übungen:

» »Merkzettel« für den Umgang mit belastenden Gefühlen, Seite 76; Fünf-Minuten-Tagebuch, Seite 95; Metta-Meditation, Seite 164; Genau wie ich, Seite 165; Blockaden auflösen, Seite 135; Den Fluss der Energie harmonisieren, Seite 145; Die inneren Ratgeber, Seite 129

Musik:

» z.B. G. Holst: The Planets – Mars; W. A. Mozart: Die Zauberflöte K 620, Arien 2. Akt: Der Hölle Rache kocht in meinem Herzen und Tamino mein, o welch ein Glück

Ohnmachtsgefühle

Bachblüten:

» Rescue Remedy, Seite 194: akut einmal täglich 1–2 Tropfen aus der Stockbottle unter die Zunge; Bachblüte Nr. 14 Heather, Seite 189, Bachblüte Nr. 13 Gorse, Seite 193: ein- bis zweimal täglich 10 Tropfen aus der Mischung über mehrere Wochen einnehmen

Übungen:

» Ein Ankerbild entstehen lassen, Seite 131; Der Intuition eine Stimme geben, Seite 108; »Merkzettel« für den Umgang mit belastenden Gefühlen, Seite 76; Mein Freund, der Baum, Seite 178; Ballast abwerfen, Seite 181; Heilende Affirmationen, Seite 142;

» **Musik:** z.B. R. Wagner: Vorspiel zur Oper Lohengrin; F. Mendelssohn: Violinkonzert

Panikgefühle

Bachblüten:

» Rescue Remedy, Seite 194: akut viertelstündlich bis stündlich einen Tropfen aus der Stockbottle unter die Zunge; Bachblüte Nr. 26 Rock Rose, Seite 192: akut bis zu stündlich 1 Tropfen aus der Stockbottle, sonst über längeren Zeitraum täglich zweimal 10 Tropfen über zwei bis drei Wochen einnehmen

Übungen:

» Drei-Finger-Technik, Seite 142; Heilende Affirmationen, Seite 142; Stirn-Hinterkopf-Haltung, Seite 144; Energie von Himmel und Erde aufnehmen, Seite 146; Verbündete finden aus der »anderen« Welt, Seite 44; Dreiteilige Atmung, Seite 116; Atem-Meditation auf das Urvertrauen, Seite 93

Musik:

» z.B. Musik, die in Bewegung bringt; A. Vivaldi: Vier Jahreszeiten, Winter und Frühling

Schlafstörungen

Bachblüten:

» Rescue Remedy, Seite 194: akut vor dem Schlafengehen 1 Tropfen aus der Stockbottle auf ein kleines Glas Wasser; Bachblüte Nr. 17 Hornbeam, Seite 191, Bachblüte Nr. 10 Crab Apple, Seite 190, Bachblüte Nr. 17 Impatiens, Seite 193: ein- bis zweimal täglich 10 Tropfen aus der Mischung über mehrere Wochen einnehmen

Übung:

» Atemberuhigung, Seite 116; Einen inneren Platz der Ruhe und Geborgenheit erschaffen, Seite 128; Reise durch den Körper – Yoga Nidra, Seite 119; Ballast abwerfen, Seite 181 oder Stirn-Hinterkopf-Haltung vor dem Zubettgehen, Seite 144

Musik:

» z.B. aus Sammlungen »Klassik für Babys« oder »Klassik für Kinder«, Kinder- oder Wiegenlieder

Schmerz akut

Bachblüten:

» Rescue Remedy, Seite 194: viertelstündlich bis stündlich 1 Tropfen aus der Stockbottle unter die Zunge

Übungen:

» Stirn-Hinterkopf-Haltung, Seite 144; Verbindung mit der göttlichen Heilkraft, Seite 156; Aktive Entspannung, Seite 54; Entspannung für den Körper, Seite 114; Atemberuhigung, Seite 116; Den Fluss der Energie harmonisieren, Seite 145; Der magische Schwamm, Seite 138

Musik:

» Alles, was einem guttut

Schmerz chronisch

Bchblüten:

» Prinzipiell kommen alle im Kapitel »Bachblüten« aufgeführten Essenzen infrage, je nach Ihrer psychischen Verfassung. Von der gewählten Mischung über mehrere Wochen oder sogar Monate zwei- bis dreimal täglich 10 Tropfen einnehmen

Übungen:

» Musik hören/spielen; Stirn-Hinterkopf-Haltung, Seite 144; Den Fluss der Energie harmonisieren, Seite 145; Baden in Farbe, Seite 172; Ein erfrischendes Bad im Wald, Seite 221; Entspannung für den Körper, Seite 114; Atemberuhigung, Seite 116; Die inneren Ratgeber, Seite 129; Lichtdusche, Seite 173

Musik:

» z.B. B. Marcello: Konzert für Oboe und Orchester op. 1; Ch. W. Gluck: Orpheus und Eurydike, Reigen der seligen Geister

Schocksituationen jeder Art

Bachblüten:

» Rescue Remedy, Seite 194: viertelstündlich bis stündlich 1 Tropfen aus der Stockbottle unter die Zunge; Bachblüte Nr. 29 Star of Bethlehem, Seite 192: über mehrere Tage einmal täglich 1 Tropfen aus der Stockbottle oder zweimal 10 Tropfen zusammen mit Rescue Remedy einnehmen

Übungen:

» Stirn-Hinterkopf-Haltung, Seite 144; Verbündete finden aus der »anderen« Welt, Seite 44; Atemberuhigung, Seite 116; Drei-Finger-Technik, Seite 142; Einen inneren Platz der Ruhe und Geborgenheit erschaffen, Seite 128;

Musik:

» Keine spezielle Musikempfehlung

Schuldgefühle

Bachblüten:

» Bachblüte Nr. 17 Hornbeam, Seite 191, Bachblüte Nr. 10 Crab Apple, Seite 190: ein- bis zweimal täglich 10 Tropfen aus der Mischung über zwei bis drei Monate einnehmen

Übungen:

» Reise zum Heilungstempel, Seite 157; Ballast abwerfen, Seite 181; Blockaden auflösen, Seite 135; Lichtdusche, Seite 173; Verbindung mit der göttlichen Heilkraft, Seite 156; Musikreise Seite 152; Einpunkt-Meditation, Seite 105; Der Intuition eine Stimme geben, Seite 108

Musik:

» z.B. R. Wagner: Vorspiel zur Oper Rheingold; E. Grieg: Holberg Suite

Schwäche, allgemein

Bachblüten:

» Bachblüte Nr.14 Heather, Seite 189, Bachblüte Nr. 23 Olive, Seite 191: ein- bis zweimal täglich 10 Tropfen aus der Mischung über mehrere Wochen einnehmen

Übungen:

» Immunsystem stärken, Seite 133.; Reise zum Heilungstempel, Seite 157; Dreiteilige Atmung, Seite 116; Verbündete finden aus der »anderen« Welt, Seite 44; Ein erfrischendes Bad im Wald, Seite 221; Mein Freund, der Baum, Seite 178; Die Heilwirkung der Spektralfarben, Seite 171; Baden in Farbe, Seite 172

Musik:

» z.B. F. Mendelssohn-Hensel: Six mélodies pour le piano op. 4 & 5; W. A. Mozart: Eine kleine Nachtmusik

Selbstwertgefühl, mangelndes

Bachblüten:

» Bachblüte Nr. 11 Elm, Seite 191, Bachblüte Nr. 4 Centaury, Seite 189: ein- bis zweimal täglich 10 Tropfen aus der Mischung über zwei bis drei Monate einnehmen

Übungen:

» Atem-Meditation auf das Urvertrauen, Seite 93; Der Intuition eine Stimme geben, Seite 108; Einen inneren Platz der Ruhe und Geborgenheit erschaffen, Seite 128; Fünf-Minuten-Tagebuch, Seite 95; Reise durch den Körper – Yoga Nidra, Seite 119; Ein Krafttier finden, Seite 183; Einpunkt-Meditation, Seite 105

Musik:

» z.B. R. Strauss: Ein Heldenleben op.40 – Des Helden Weltflucht und Vollendung; F. Mendelssohn: Italienische Symphonie

Sorgen um andere

Bachblüten:

» Rescue Remedy, Seite 194: akut halbstündlich bis stündlich 1 Tropfen aus der Stockbottle unter die Zunge; Bachblüte Nr. 25 Red Chestnut, Seite 192, Bachblüte Nr. 35 White Chestnut, Seite 193: ein- bis zweimal täglich 10 Tropfen aus der Mischung über mehrere Tage bzw. Wochen einnehmen

Übungen:

» Heilenergie senden, Seite 204; Der Intuition eine Stimme geben, Seite 108; Atem-Meditation auf das Urvertrauen, Seite 93; »Merkzettel« für den Umgang mit belastenden Gefühlen, Seite 76

Musik:

» z.B. E. Humperdinck: Abends will ich schlafen gehn aus der Oper Hänsel und Gretel; S. W. Rachmaninow: Klavierkonzert Nr. 2, zweiter Satz; Kinderlieder wie: Weißt du, wie viel Sternlein stehen

Stress akut

Bachblüten:

» Rescue Remedy, Seite 194: akut täglich 1–2 Tropfen aus der Stockbottle unter die Zunge oder auf ein Glas Wasser; Bachblüte Nr. 18 Impatiens, Seite 193, Bachblüte Nr. 6 Cherry Plum, Seite 189: ein- bis zweimal täglich 10 Tropfen aus der Mischung über mehrere Wochen einnehmen

Übungen:

» Atemberuhigung, Seite 116; Ein Ankerbild entstehen lassen, Seite 131; Drei-Finger-Technik, Seite 142; Baden in Farbe, Seite 172; Mein Freund, der Baum, Seite 178; Ein erfrischendes Bad im Wald, Seite 221

Musik:

» z.B. Musik, die in Bewegung bringt oder zum Mitsingen einlädt; oder W. A. Mozart: Konzert für Flöte und Orchester No. 2; A. Corelli: Concerto Grosso op. 6

Trauer

Bachblüten:

» Rescue Remedy, Seite 194: akut mehrmals täglich je 1–2 Tropfen aus der Stockbottle unter die Zunge oder auf ein Glas Wasser; Bachblüte Nr. 29 Star of Bethlehem, Seite 190, Bachblüte Nr. 37 Wild Rose, Seite 193: ein- bis zweimal täglich 10 Tropfen aus der Mischung über mehrere Wochen einnehmen

Übungen:

» Reise zum Heilungstempel, Seite 157; Mein Freund, der Baum, Seite 178; Ein erfrischendes Bad im Wald, Seite 221; Bilder als Seelentherapie, Seite 168; Träume einladen, Seite 59; Der Intuition eine Stimme geben, Seite 108

Musik:

» z.B. J. Tavener: Song for Athene; W. A. Mozart, Ave Verum Corpus, KV 618; J. Rodrigo: Concierto de Aranjuez

Überforderung

Bachblüten:

» Bachblüte Nr. 4 Centaury, Seite 189, Bachblüte Nr.17 Hornbeam, Seite 191, Bachblüte Nr. 11 Elm, Seite 191: ein- bis zweimal täglich 10 Tropfen aus der Mischung einnehmen

Übungen:

» Entspannung für den Körper, Seite 114; Aktive Entspannung, Seite 54; Reise durch den Körper – Yoga Nidra, Seite 119; Die »Affenherde« im Kopf beruhigen, Seite 118; Einschlaf-Ritual, Seite 61; Heilende Rituale entwickeln wie tägliche kleine Ruhepausen oder wöchentliche Auszeiten

Musik:

» z.B. I. Berlin: Count your blessings instead of sheep (gesungen von Diana Krall); B. Smetana: Die Moldau

Ungeduld

Bachblüten:

» Rescue Remedy, Seite 194: akut täglich 1–2 Tropfen aus der Stockbottle unter die Zunge; Bachblüte Nr. 18 Impatiens, Seite 193: ein- bis zweimal täglich 10 Tropfen über mehrere Wochen einnehmen

Übungen:

» Atemberuhigung, Seite 116; Dreiteilige Atmung, Seite 116; Die »Affenherde« im Kopf beruhigen, Seite 118; Entspannung für den Körper, Seite 114; Einpunkt-Meditation, Seite 105; Achtsamkeits-Meditation, Seite 161

Musik:

» z.B. L. v. Beethoven: Klavierkonzert Nr. 5 op. 73; J. S. Bach: Goldberg Variationen BWV 988

Unruhe, innere

» die sich in verschiedenen körperlichen oder psychischen Symptomen zeigt, wie z.B. Reizdarm, Hautproblemen, Konzentrationsstörungen oder Reizbarkeit, Schlaflosigkeit

Bachblüten:

» Bachblüte Nr. 18 Impatiens, Seite 193, Bachblüte Nr. 35 White Chestnut, Seite 193: ein- bis zweimal täglich 10 Tropfen aus der Mischung über zwei bis drei Monate einnehmen

Übungen:

» Entspannung für den Körper, Seite 114; Reise durch den Körper – Yoga Nidra, Seite 119; Einen inneren Platz der Ruhe und Geborgenheit erschaffen, Seite 128; Die »Affenherde« im Kopf beruhigen, Seite 118; Einpunkt-Meditation, Seite 105; Eigene heilende Rituale entwickeln wie regelmäßige Meditation

Musik:

» z.B. J. Pachelbel: Canon und Gigue in D-Dur; J. S. Bach: Brandenburgische Konzerte Nr. 1 BWV 1046

Unversöhnlichkeit

Bachblüten:

» Bachblüte Nr. 10 Crab Apple, Seite 190, Bachblüte Nr. 35 White Chestnut, Seite 193, Bachblüte Nr. 38 Willow, Seite 189: akut zwei- bis dreimal täglich 10 Tropfen aus der Mischung einnehmen, sonst täglich ein- bis zweimal 10 Tropfen über mehrere Wochen

Übungen:

» Genau wie ich, Seite 165; Kreatives Schreiben, Seite 167; Metta-Meditation, Seite 164; Ballast abwerfen, Seite 181; Musikreise, Seite 152; Die »Affenherde« im Kopf beruhigen, Seite 118

Musik:

» V. Bellini: Casta Diva aus der Oper Norma; R. Wagner: Vorspiel zur Oper Tannhäuser

Unzufriedenheit

Bachblüten:

» Bachblüte Nr. 27 Rock Water, Seite 190, Bachblüte Nr. 18 Impatiens, Seite 193: ein- bis zweimal täglich 10 Tropfen aus der Mischung über mehrere Wochen einnehmen

Übungen:

» Musikreise, Seite 152; Träume einladen, Seite 59; Der Intuition eine Stimme geben, Seite 108; Blockaden auflösen, neue Energie tanken, Seite 135; Ballast abwerfen, Seite 181; Metta-Meditation, Seite 164; Fünf-Minuten-Tagebuch, Seite 95; Tägliche Rituale wie: Drei Dinge, für die ich heute dankbar bin

Musik:

» z.B. O. Respighi: Pini di Roma; G. Verdi: Ouvertüre zur Oper »Macht des Schicksals«

Vertrauen, mangelndes

Bachblüten:

» Bachblüte Nr. 13 Gorse, Seite 193, Bachblüte Nr. 11 Elm, Seite 191: ein- bis zweimal täglich 10 Tropfen aus der Mischung über mehrere Wochen einnehmen

Übungen:

» Atem-Meditation auf das Urvertrauen, Seite 93; Verbündete finden aus der »anderen« Welt, Seite 44; Die inneren Ratgeber, Seite 129; Verbindung mit der göttlichen Heilkraft, Seite 156; Tägliche Rituale wie Gebet oder Meditation

Musik:

» z.B. J. Tavener: Song of the Angel; F. Mendelssohn: Denn er hat seinen Engeln befohlen; L. v. Beethoven: Violinkonzert

Literatur

Bachmann, Helen I.: *Das Tier als Symbol in Träumen, Mythen und Märchen.* Patmos, 2014
Dobos, Gustav: *Die gestresste Seele.* Scorpio, 2021
Dorst, Brigitte, Vogel, Ralf T. et al.: *Aktive Imagination: Schöpferisch leben aus inneren Bildern.* Kohlhammer, 2014
Mann, Frido und Christine: *Es werde Licht. Die Einheit von Geist und Materie in der Quantenphysik.* S. Fischer, 2017
O'Hare, David: *3.6.5 Der Atem Code – Herz und Atem in perfekter Harmonie.* Scorpio 2020
Reddemann, Luise: *Dem inneren Kind begegnen: Hör-CD mit ressourcen-orientierten Übungen.* Klett-Cotta, 2019
Dies.: *Eine Reise von 1000 Meilen beginnt mit dem ersten Schritt: Seelische Kräfte entwickeln und fördern.* Herder, 2020
Röcker, Anna: *Meditation für Alle.* Mankau, 2015
Dies.: *Musikreisen als Heilungsweg* (mit 3 CDs). Goldmann Arkana, 2005
Dies.: *Yoga Nidra – Geführte Yoga Nidra Übungen* (Sammelbox 3 CDs). ViaNova, 2013
Dies.: *Heilen mit Bachblüten – Kompaktratgeber.* Mankau, 2014
Dies.: *Geheimnis der Selbstheilungskräfte.* Südwest Verlag, Goldmann Arkana 2006
Dies.: *Tankstelle für die Seele, Mit inneren Bildern die Psyche stärken.* Kösel, 2013
Schleicher-Brückl, Dorothea: *Der Immun-Code: Alles über unsere körpereigene Abwehr und wie wir uns natürlich gegen Viren und Bakterien schützen können.* Europa Verlag, 2021
Schubert, Christian, Singer, Magdalena (Hrsg.): *Das Unsichtbare hinter dem Sichtbaren, Perspektiven der Psychoneuroimmunologie.* Books on Demand, Kindle, 2020
Ders.. weitere Veröffentlichungen: http://www.christian-schubert.at/
Shan, Han: *Achtsamkeit – Die höchste Form des Selbstmanagement.* Scorpio, 2013
Thich Nhat Hanh: *Das Wunder des bewussten Atmens.* Theseus, 2000
Walter, Dr. Rudolf, Grün, Anselm: *Was gutes Leben ist: Orientierung in herausfordernden Zeiten.* Herder, 2020

Zur Autorin

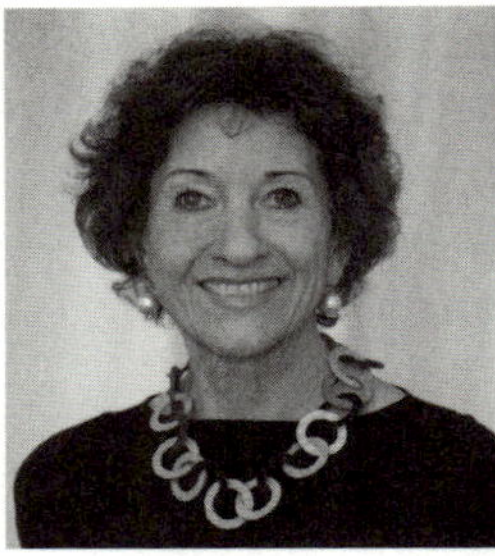

© Catherina Hess

Anna E. Röcker M.A. arbeitet als Therapeutin und Musiktherapeutin (GIM) in eigener Praxis in München. Sie gibt Seminare im In- und Ausland, arbeitet als Dozentin und ist Autorin von auflagenstarken Lebenshilferatgebern.
www.annaroecker.de